がんを治す「戦略的組み合わせ療法」

病院では教えてくれないがんの新しい治し方

医学博士／日本薬科大学教授
丁 宗鐵

二見書房

はじめに

がん治療の医師にいま求められていること

インターネット時代のいま、だれもが医療の知識を簡単に手に入れることができるようになりました。がんにおいても、どういう治療法があるのか、専門家を介さずに瞬時に情報を得られるようになったのです。

しかし、ここに落とし穴があります。

インターネットではたくさんの知識が得られる一方、何が正しくて、何が正しくないのか、一般の方では簡単に判断できません。情報がたくさんあっても、自分にとっての最善の治療法を探すことは難しいのです。逆に、誤った治療法に足を踏み入れてしまうおそれも少なくありません。

だからこそ、**患者さんに正しい情報を提供し、「あなたにはこの治療が向きますよ」**

と個別に適切な指導ができる指南役が重要になってきます。これこそが、現代の医療の専門家に求められている役割といえるでしょう。

がん難民が増えている

「がん難民」という言葉があります。標準治療を使い果たした患者さんが、「もう手立てはない」と医師に見放され、ほかの治療を求めてさまよう様子をさします。

がん難民が増える理由は、医療施設が足りないからでも、医師が不足しているからでもありません。前述のような、指南役ができる医師が少ないというのが、がん難民が増える一番の理由です。

なぜなら、日本の医療では、幅広くがんを診ることのできる医師はほとんどいません。消化器一つとっても、胃の専門家、肝臓の専門家というように分かれています。

ですから、がんがその臓器に限定されている「局所にとどまるがん」に対しての治療は得意ですが、進行していたり、再発や転移で全身に散らばっているがんには、どんな治療が適切であるのか提示できません。

その証拠に、がんの専門医やその家族ががんになっても、がん難民になってしまうのです。

できる治療はまだまだある

「がん難民」が増えるもう一つの理由として、現在の医療制度の問題があります。

いわゆる標準治療とは、大規模な臨床試験の結果、もっともよい結果が得られた方法を基本としています。同時に、こうした治療は健康保険の適用となります。

しかし逆にいえば、健康保険が使えない治療は、一般の病院ではまずすすめられません。医師がほかの治療法をあまり知らないということもあります。

せめて主治医が、「うちではできないけれど、まだこういう治療法があるよ」と教えてくれればいいのですが、多くの場合は知らされないまま、緩和ケア（がんそのものの治療ではなく、痛みなどがんの進行にともなって起こってくる苦痛をやわらげる治療）やホスピス（がんの治療が終了した余命6カ月以内の患者さんを対象として緩和ケアを行ない、不安な心を支えることが目的の医療施設）をすすめられることになります。

しかし、**実際には、標準治療と緩和ケアの間に、できる治療はたくさんあります。**がんを抱えながら、できる治療を行ない、元気に毎日を過ごせるようになるケースは少なくありません。

まず、このことを知っていただきたいと思います。

「あきらめず、積極的に、かつ冷静に」がんと闘ってください。

がんを治す「漢方と西洋医学の戦略的組み合わせ療法」

ただし、効果を得るためには、自分にとっての最良の治療を受ける必要があります。がんの知識を幅広く持ち、あなたに合ったがん治療を指南できる専門家を探してほしいのです。そのために本書が参考になるでしょう。

私は西洋医学を学ぶと同時に、東洋医学の漢方を研究してきました。現在は「統合医療」の考え方にしたがって、がんを中心とした治りにくい病気の患者さんの医療相談を受けています。

統合医療では、回復力を温存しながら、患者さん一人一人に合った最良の医療を目標として、治療法を考え、提示します。西洋医学では、病気が同じであれば基本的に同じ治療を行ないますから、これとは対照的です。

西洋医学が服に体を合わせる既製服だとすれば、統合医療は体に合わせた服を仕立てるオーダーメイドといえるでしょう。

本書では、こうした**統合医療の考え方に基づいた、最新のがん治療法である「漢方と西洋医学の戦略的組み合わせ療法」**についてくわしく紹介しています。

「戦略的組み合わせ療法」は、

●患者さん一人一人の状態や体質に合わせ、漢方の考え方に沿って、画一的でないオーダーメイドの治療法を提示する（これにより、西洋医学の効果を最大限に引き出すことが可能になる）

●標準治療の枠にとどまらず、漢方やほかの代替医療、また生活改善など、あらゆる方向からいいと思われるものを戦略的に組み合わせていく

●がんのつらい症状や治療の過程で生じる副作用をやわらげ、生活の質を高めるという点が特長で、近年非常に注目されてきている治療法です。

実際に、余命宣告をされたり、ほかの病院で緩和ケアしかないといわれた数多くのがん患者さんが、この**組み合わせ療法によって、普通の生活ができるまでに回復したり、進行が止まったり、がんが消えたりしています。**

この本では、それらの症例なども紹介しながら、「がん患者さんが冷静に、かつ戦略的に治療に取り組むことのできる考え方」を理解できるような内容にしました。

読んでいただければ、**「がんの治療法はまだまだこんなにあるのだ」「治癒の可能性はあるのだ」**ということがわかっていただけるのではないかと思います。

丁　宗鐵

第1章 「戦略的組み合わせ療法」で余命告知されたがんが治った！

第2章 戦略的にがんと闘う「組み合わせ療法」とは？

第3章 がんそのものに使う抗がん治療としての漢方

第4章 西洋医学の副作用などをやわらげる漢方治療

第5章 がんを治すための養生

第6章 がんの予防、未病を治すための養生

第7章 ぜひ知っておきたい、がん治療の最先端の西洋医学

第8章 【座談会】患者の回復力を引き出すがん治療

第1章

「戦略的組み合わせ療法」で余命告知されたがんが治った！

がんを戦略的に攻める「漢方と西洋医学の組み合わせ療法」

私は西洋医学とともに、長年、漢方を研究してきました。

漢方は中国や日本で古くから発展してきた東洋医学のことで、漢方薬だけでなく、鍼《しん》灸《きゅう》、さらに養生（病気にならないための食事や生活習慣）までも含まれます。保険が使える漢方薬も多く、また、薬局でもさまざまな漢方薬が売られているので、みなさんには身近な存在でしょう。

いまや大学の医学部でも漢方を教えるところが増え、西洋医学の医師も漢方を使ったり、科学的手法で漢方の効果を研究するようになりました。

こうした中で、近年、注目を浴びているのが、**「漢方と西洋医学の戦略的組み合わせ療法」**です。西洋医学のみでがんに対抗するよりも、多くの効果が期待できることがわかってきました。

「組み合わせ療法」といってもピンとこないかもしれませんが、わかりやすくいえば、西洋医学が家を建てるときの「レンガ」で、東洋医学が「セメント」です。

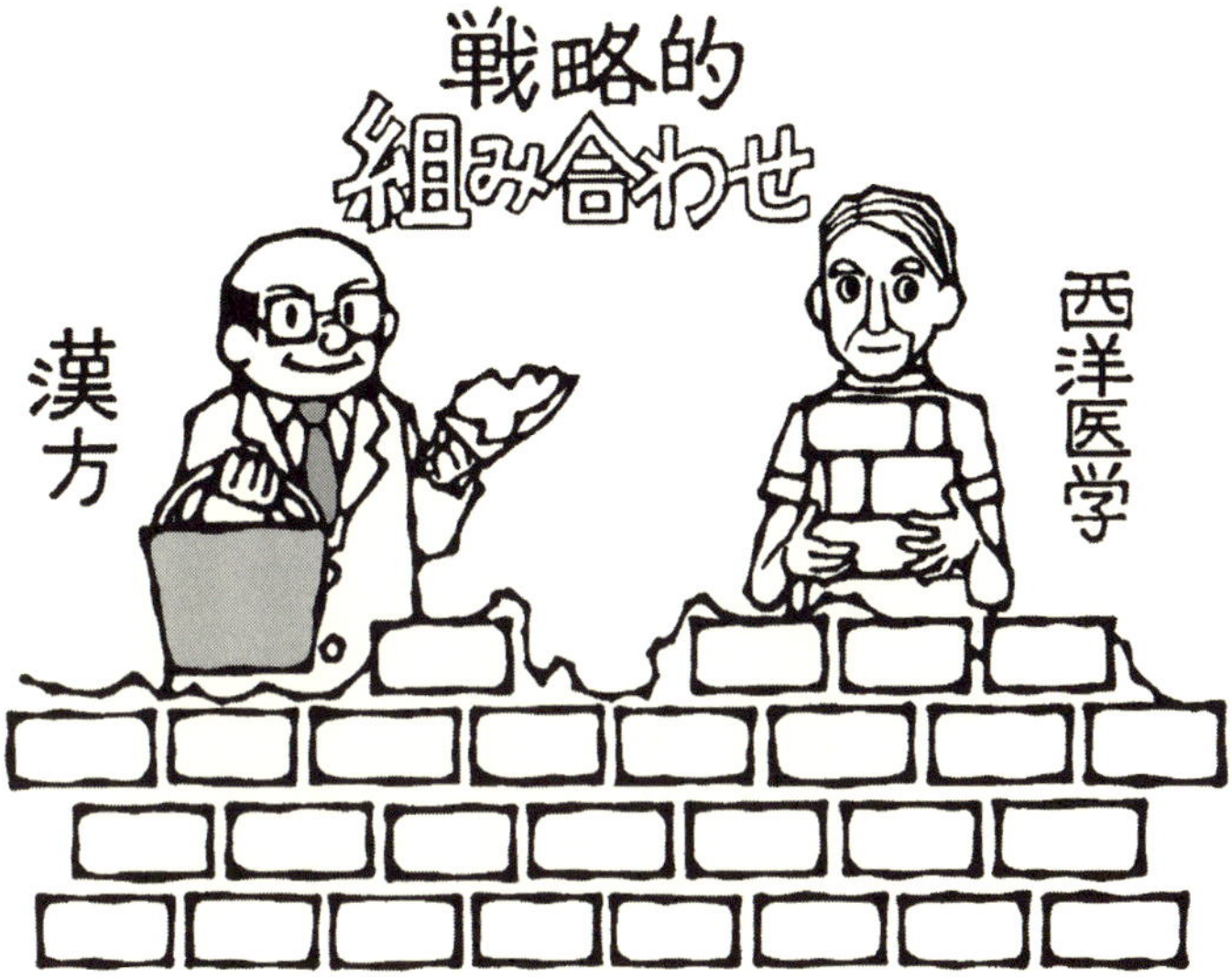

レンガとセメントは、どちらが欠けても家は建ちません。逆にいえば、すき間をしっかりとセメントで補強し、固めることでレンガが安定するわけです。

こうして頑丈な家を建てるのと同じように、がんの治療を成功させるためには、西洋医学に加え、漢方の力が不可欠ということがわかってきたのです。

さらに、がんを克服するためには戦略が重要で、どうすれば相手に勝てるか、患者さんに合わせた効果的な戦術をたてなければいけません。

がんの三大療法である「手術、抗がん剤、放射線治療」といった方法は、がんと闘うための戦術において、いわば武器となります。

具体的には、手術や放射線治療、分子標的薬（体内のがんやがんに栄養を供給する血管などの特定の分子を狙い撃ちし、その機能を抑えることで治療する方法。209ページ参照）は、敵を集中攻撃するミサイルをイメージするとよいでしょう。

抗がん剤は、敵とその周囲に攻撃を浴びせるという意味で、毒ガスや核にたとえられます。

しかし、どんなにすぐれた武器を持つ兵士も、指揮をする上官が作戦を誤れば、敵にすきをつかれてしまいます。

漢方は作戦・戦略が得意です。手術や抗がん剤でがんに大きなダメージを与えながら、同時に漢方薬や鍼灸によって免疫力をアップさせます。兵力の整備を徹底するのです。

また、戦争では人心の掌握が大事といわれますが、これには温熱療法などが相当するでしょう。温熱療法の考え方はもともと漢方からきていますが、最近では、電磁波を用いてがんの患部を強力に温めるハイパーサミア（217ページ参照）という治療法が登場しています。

あとでくわしく述べますが、がんは冷たいところを好み、熱に弱いことがわかっています。温熱療法で体を温めることで、がんの居づらい環境をつくることができるのです。

また、兵糧《ひょうろう》攻《ぜ》めといって、敵の砦《とりで》や城を奪取するための戦闘がありますが、兵糧攻めにおいては、長期戦の中で食糧の補給路などを確保し、防御設備を築いたうえで、交通路を押さえて城を包囲します。

がん細胞は栄養を得て増殖しますから、この補給路を断つ戦略はとても有効です。漢方では、食事を工夫することで、がんの栄養源を絶ち、がんの進行を防ぎます。

最後に忘れてはならないのが、戦争の回避です。現代社会では、外交によって戦争を免れることが多くの場合、可能です。がんとの闘いを未然に防ぐという意味において、漢方も外交としての役割を得意とします。

具体的には、養生（体によい食べ物や生活習慣）です。さらに、西洋医学では病気とはとらえられない不調を未病《みびょう》（＝半病人）としてとらえ、これが真の病気になる前に治すことを得意とします。

もうおわかりでしょう。西洋医学と漢方をうまく組み合わせることで、がんを非常に効果的に攻略できるのです。

「西洋医学がよいのか？　漢方がよいのか？」、あるいは「抗がん剤を受けるべきか？やめるべきか？」と悩むがんの患者さんがたくさんいます。しかし、この議論はナンセンスです。

がんを攻略するためには、がんの特性を考え、あらゆる方向から攻める戦術が必要で

あり、だからこそ**「戦略的組み合わせ療法」が生きてくる**のです。

症例❶〈舌がん〉65歳男性
転移・再発したがんが、漢方治療後は再発兆候なし

漢方と西洋医学を組み合わせた治療で、実際にどのような成果があがっているのか、私が経験した印象深いケースをあげてみましょう。

Mさんは、64歳のときに舌がんが見つかりました。手術を受けましたが、1年後には頸部《けいぶ》リンパ節に転移。まもなく局所（舌）の再発も見つかり、再手術で切除はしたものの、主治医からは、「近いうちに再発する可能性が大きいです」ときびしい現実をつきつけられ、私の診療所にやってきました。

Mさんは、漢方でいうところの「実証《じっしょう》」という体質でした。

漢方では体質を大きく、「実証」「中庸《ちゅうよう》」「虚証《きょしょう》」の3つに分類しています。このうち、健康なのは中庸だけで、実証、虚証とも、漢方では治療や養生の対象ととらえている点が特徴です。

それぞれのタイプについて、くわしくは3章に書きますが、ここでは簡単に説明して

おきたいと思います。

実証は、いわゆる頑強なタイプです。いつも元気で無理がきき、食欲も旺盛で、お酒も強いことが多い。寝食を忘れて仕事に取り組むことができる、エネルギッシュな人たちです。

これに対し、疲れやすく、無理がきかないのが虚証です。食も細く、お酒を飲んだらすぐ真っ赤になってしまいます。風邪などの感染症にも弱いのがこのタイプです。

こうみると、実証はまさに「デキる人」の典型。欠点はないように思えますが、じつは実証は無理がききやすい分、異常を感じるセンサーが鈍く、体が疲れていても休息をとらないため、病気になりやすいのです。

そして、実証はがんにもなりやすいのです。がんの患者さんをみていると、10人中9人が実証です。

Mさんも実証の典型例でした。大学卒業と同時に有名食品メーカーに入社。営業職で実績をあげ、出世コースを歩んできました。その会社は同族経営でしたが、優秀さが認められて50代で取締役になりました。しかし、その後、景気の低迷を受けて会社の経営状態は悪化。結局、ほかの大手食品メーカーに吸収合併されたのですが、そのときのごたごたで、相当、無理をしたといいます。

Mさんには徹底した養生が必要でした。若いときから外食が多く、肥満、高血圧、境界型の糖尿病があり、メタボリックシンドロームの代表といった体格をしています。

まずは不規則な生活をあらためてもらうことにしました。男性の患者さんの場合、食事指導には必ずご家族に同席していただきますが、Mさんも奥さんをともなって来られました。

Mさんは動物性脂肪の摂取が多かったので、これを控えていただき、糖分の多い醸造酒などもやめていただくようにいいました。いずれもがん細胞の発症を促進する食材で、がんになったら絶対に控えなくてはならないものです。

同時に、漢方薬を飲んでもらうことにしました。ほかの治療をおすすめしなかったのは、患者さんの希望によります。

漢方ではその人の体質に合った薬を処方するのが基本であり、実証に向く薬、虚証に向く薬がそれぞれ決まっています。漢方薬は、複数の生薬《しょうやく》（自然界に存在する植物、動物、鉱物のうち、人に対して何らかの薬効を有するもの）の組み合わせの相乗効果で薬効が得られます。

つまり、漢方薬ごとに使う生薬の種類とそれぞれの比率は決まっているのですが、さらに個別の患者さんに対応するために、漢方の専門家は生薬の量を調整したり、別の生薬を追加したりして、患者さん一人一人に合わせた薬をつくっていく作業を行ないます。**Mさんの体質は実証でしたので、これに合う四逆散合三黄瀉心湯《しぎゃくさんごうさんおうしゃしんとう》を選び、生薬の量を調整**しました。さっそく服用してもらいましたが、これだけで非常にいい成果が得られました。

現在、手術から5年たちますが、再発の兆候はまったくないのです。

Mさんは関連会社でいまも仕事をしていますが、これまでの生活を反省し、無理のない範囲で取り組んでいます。ぜひ、いまのペースでしっかり養生していただきたいと願っています。

症例❷〈悪性黒色腫〉69歳男性
「余命半年」といわれたがんの進行が止まった！

次は69歳、悪性黒色腫《こくしょくしゅ》の男性、Aさんです。

悪性黒色腫は皮膚がんの一種です。副鼻腔《ふくびくう》にホクロのようなまだらな黒褐色ができましたが、気にせずに放置していました。耳鼻科を受診したのはかなり大きくなってからで、家族が付き添いました。

主治医は即、「悪性の可能性があること」を告げました。組織を採取して生検に出した結果、がんが確定しましたが、ご家族の希望で患者さん本人には告知されず、「良性の腫瘍ができている」と告げられました。

その後、都内でも有名ながんの専門病院を紹介され、精密検査を受けました。

その結果、がんはすでに周辺に広がっている可能性があるため「手術は不可能」といわれ、もとの病巣に対してのみ、費用はかかりますが重粒《じゅうりゅう》子《し》線《せん》治療を行なうことになりました。

重粒子線治療は、従来のX線にくらべて、がん病巣に効率よく線量を集中でき、副作用が少ないという、放射線治療の中でも最先端医療の一つです。

ご家族は主治医から「すべてやり尽くしましたので、これからは緩和ケアに移行していきましょう」といわれました。この時点での余命は、「半年から1年程度」ということでした。

そこでAさんは、ご家族にともなわれて私の診療所にやってきたのです。

Aさんを診断したところ、体質はやや虚証でした。虚証の人は実証と違って体力がないため、実証のようにバリバリ働くことができません。必然的に規則正しい生活を送ることになり、がんにはなりにくいものです。

一方で、虚証でも、介護と仕事と育児を抱えている、過酷な労働環境に身をおいているなど、実証的な生活を続けていると、がんになりやすくなります。Aさんの場合もそうで、経営コンサルタントの仕事では顧客から無理をいわれることも多く、深夜まで働くこともよくあったそうです。

また、Aさんは、体の「気《き》」が不足している状態でした。100ページでくわしく述べますが、気は西洋医学でいう消化・吸収とこれをつかさどる神経機能の総称で、生命活動の土台となる働きをさします。

そこで、Aさんには**補中益気湯《ほちゅうえっきとう》**が合うことがわかりました。**この薬は虚証向きであると同時に、気のめぐりをよくする働き**があります。がんの専門病院などでも、抗がん剤で気力と体力が低下した患者にしばしば使われています。

Aさんは、補中益気湯単独では免疫などへの働きかけが充分ではないと考えられたので、さらに免疫力をアップさせる作用が期待できる生薬の紅花《こうか》（キク科ベニバナの管状花）、胡黄連《こおうれん》（ゴマノハグサ科コオウレンの根茎）を追加し、これを処方しました。

さらに、奥さんをまじえて食事療法を中心とした生活指導を行ないました。和食を中心とした食事で、甘いもの、冷たいものを一切とらないようにしてもらったのです。

5章でくわしく触れますが、漢方では食事が病気をつくるとされ、食養生をもっとも重要視しています。とくにがん細胞が好む栄養として、甘いもの、冷えたものが知られています。

こうしたことを徹底してもらった結果、摂取カロリーが減ったため、Aさんの体重はどんどん減ってやせていきましたが、逆に体調はよくなるばかりです。

現在、治療から4年がたちますが、Aさんは元気で、仕事にも復帰しています。定期的な画像検査では**がんはあるのですが、まったく広がっていない**ことが確認されました。

Aさんの主治医と連絡をとる機会があり、こちらでの治療についても説明しました。その主治医は、「うちでは、悪性黒色腫と確定診断がついてから、4年たって生存しているケースはありません」と驚き、私の治療内容にとても興味を示してくれました。

なお、余談になりますが、Aさんにはちょうどその頃にがんを告知しました。治療の効果が得られ、間近に死を意識する心配がない状態となったからです。

告知のすぐあとに、がん病巣からわずかながら出血が確認されましたが、これはおそらく、告知による精神的なストレスが影響したのだと思います。出血をきっかけにがんが進行した、ということはありません。

がんは「告知するのが当たり前」といわれる昨今、「告知しないメリットもあるのだ」と考えさせられるできごとでした。

症例❸〈胃がん〉75歳男性

トモセラピー＋漢方で、全身転移がすっかり普通の生活に

元調理師のKさんは、2年ほど前に検診で胃がんが見つかりました。がんはすでに進行しており、手術はできたものの、1年後には肝臓、腸管のリンパ節、肺の一部、頸部と全身に転移してしまいました。主治医からは緩和ケアをすすめられ、ほかに治療法はないものかと、私のところにやってきたのです。

Kさんの顔には、すでに軽い黄疸《おうだん》が出ていました。肝臓のがんがすすんでいたためでしょう。

こうした場合、まずは抗がん剤と漢方を併用することが多いのですが、Kさんは高齢であり、体力が低下していたので、「トモセラピーと漢方治療を行なってはどうでしょうか？」と提案しました。

トモセラピーは、最先端の放射線治療です（215ページ参照）。あらゆる角度から正確に放射線をあてることができ、複数の転移に対応できるのがメリットで、副作用もほかの放射線治療にくらべ、かなり軽くすみます。

Ｋさんは、私の紹介した施設で、このトモセラピーを７回受けました。がんの数が多すぎるため、すべてに放射線をかけることはできませんでしたが、照射した部分は小さくなりました。

漢方薬は、Ｋさんが高齢でやや虚証であったため、補中益気湯に印《いん》度《ど》蛇木《じゃぼく》（キョウチクトウ科熱帯アジア原産の常緑小低木。古くからの薬用植物で、現在でもインドでは血圧降下剤として使用されており、漢方では免疫力の働きを強くする生薬として知られる）を加えたものを処方しました。

さらに、養生を徹底していただきました。するとまもなく、放射線をかけられなかった部位のがんも縮小してきたのです。

じつは近年、**放射線の中には免疫の働きを活性化させる作用があることが確認**されています。さらに、**漢方薬で体の免疫機能が改善したことが、がんの縮小にかかわっている**と思われます。

放射線で焼かれたがんが体内に吸収されるときに、体ががん細胞を認識しなおして、これを抑えようとする方向で免疫が形成されてきたのではないかと考えられます。

Ｋさんは治療から1年半余りが経過しましたが、普通の生活をしています。黄疸はあれ以来、出ていません。

がんを抱えた**担がん状態ではありますが、がんとともに生きている**のです。
何より驚いているのはKさんのご家族で、きつねにつままれたみたいだといいますが、こうして絶望の淵にいた患者さんが回復してくると、主治医としてもうれしいものです。

症例❹〈乳がん〉63歳女性
抗がん剤＋活性化自己リンパ球療法＋漢方で元気に！

4年前に乳がんを発症したIさん。

乳房温存手術を受け、がんのある部分だけを切除しました。手術前に抗がん剤を投与する術前《じゅつぜん》化学療法を受け、がんが小さくなったところで手術。術後には、再発予防のために放射線治療をしっかり行ないました。

しかし、残念ながら再発してしまったわけです。

Iさんの再発は、乳房内にとどまる局所再発でした。結局、乳房全摘手術を受けましたが、直後の検査で肝臓に複数の転移があることがわかりました。「きびしい状態です」と主治医にいわれ、相談にみえました。

そこでIさんには、治療効果が期待できる、抗がん剤のタキサン系の薬を投与することにしました。冒頭でも申し上げましたが、**がんに打ち勝つためには、抗がん剤という強力な武器を使わない手はありません。**

がんの特徴は急速なスピードで細胞が増殖することであり、これを強力な武器で鎮圧することが重要です。これをせずに漢方治療ばかりをやっていては、がんの勢力に追いつけません。

ただし、Iさんは、それまで受けていた抗がん剤治療がとてもつらかったようです。そこで、同時に、活性化自己リンパ球療法を、毎月1～2回の割で受けていただきました。

活性化自己リンパ球療法は免疫療法の一種で、患者さんの血液から免疫細胞の一つであるリンパ球を取り出し、これを特殊な培養容器や特殊培養液で活性化・増幅させたあと、再度、点滴で患者さんの体の中にもどす治療です（226ページ参照）。

効果が期待できる一方で、「効く人と効かない人にバラツキがある」ともいわれており、懐疑的な意見も多くありました。

しかし、大学などでも研究がすすみ、近年はリンパ球の中でも、とくにがん細胞を特意的に攻撃する細胞の存在が明らかになり、これを増やして本人にもどすという、非常に効果的なリンパ球療法が確立しました。

じつは、**リンパ球療法は漢方治療と一緒に行なうことで、とてもすばらしい効果を発揮する**のです。

日本でリンパ球療法が普及しはじめたきっかけは、15年ほど前、漢方治療を併用している肝臓がんの患者さんに活性化自己リンパ球療法を行ない、これが劇的な効果をあげたことでした。くわしいメカニズムは明らかではありませんが、漢方薬にあるなんらかの薬理作用がリンパ球の働きを高めたと考えられます。

このような背景があり、私は効果があると判断した患者さんには、この活性化自己リンパ球療法と漢方薬との併用をすすめています。

その漢方薬ですが、Iさんには十全大補湯《じゅうぜんたいほとう》に、腸管免疫を活性化して便通を整える大黄《だいおう》（タデ科レウム・パルマーテゥムの根）と、貧弱な人の免疫を整える晋耆《しんぎ》（マメ科ヘディサルム・ポリボトリスの根）を処方しました。

Iさんの体質はやや実証でしたが、抗がん剤治療を受けた直後だけ体がつらいということで、弱くなった体を補うという意味もあり、虚証に向く漢方を選んだわけです。もちろん、食養生なども徹底していただきました。

治療から4年たちますが、肝臓に転移したがんは全然大きくなりません。Iさんは元気に日常生活を送っています。

ところで余談になりますが、Ｉさんのケースのように、日本では乳がんの手術において、可能な限り温存手術を推奨しています。いまでは、平均して６割以上の人がこの手術を受けるようになりました。がんが大きい場合は、Ｉさんのように、まず抗がん剤で腫瘍を小さくしたうえで温存療法を行ないます。

温存療法を積極的に行なう背景には、信頼できる複数の調査で、全摘出手術をした場合と再発率に差はないという結果が出ている、という根拠があります。女性が乳房を喪失した場合の悲しみ、精神的ストレスは相当なものですから、普及するのも自然な流れでしょう。

しかし、調査の根拠となった再発率の数値をみると、いずれの調査でも、乳房温存手術で再発率が高いという結果が出ているのです。

このことを私は非常に重要視しています。

統計学上で差はなくても、実際に数値に開きがあるならば、やはりこのことを考慮し、患者さんによっては全摘手術をすすめることも必要だと考えます。全摘したあとでも、乳房再建という方法で、きれいな乳房をつくることはできます。

私は、手術前の患者さんが相談にみえた場合、早期の患者さんや未婚者の方を除いては、**基本的に乳房全摘手術をすすめています。**

症例❺〈肺がん〉63歳男性

抗がん剤＋鍼灸＋漢方で、再発もなくすこぶる元気

Hさんは元体操教師。長年、柔道もやっており、鍛えられた体に精悍《せいかん》な顔つきです。診察室に入ってきた彼を一目見て、「典型的な実証だな」と実感したものです。がんになりやすい実証ですが、Hさんもそうで、たばこも吸わないのに肺がんを発症してしまったということでした。肺がんの中でも腺《せん》がんというタイプです。

肺がんにはさまざまな種類があり、たばこだけではなく、アスベストや調理の際に出る油煙《ゆえん》などさまざまなものが原因となります。それでも、Hさんには思い当たるところがなく、体が自慢であっただけにショックを隠しきれなかったといいます。

手術では、病巣のある左肺の上肺葉《じょうはいよう》が取り除かれました。しかし、がんはすでに胸腔《きょうくう》内に散っていて、すべてを取り除くのは難しい状態でした。

主治医からは、「1年以内にはおそらく再発するでしょう。反対の肺や脳に転移した場合はきびしいでしょう」と宣告されました。

一縷《いちる》の望みをかけて、抗がん剤治療を1週間に1回、受けることになりましたが、や

りきれない気持ちと不安がいっぱいで、何かほかの手段はないものかとやってきたのです。

Hさんは、退職後ということもあって、経済的には楽ではないといいます。そこで治療は、費用の負担が少ない漢方薬と鍼灸にしぼることにしました。

来院されたときは**抗がん剤治療で体力が落ちていたので、まずは虚証に向く十全大補湯に烏薬《うやく》（クスノキ科テンダイウヤクの根）を加えて使いましたが、これが効いてきたところで、実証に向く四逆散と三黄瀉心湯を合わせた処方に切り替え**ました。

同時に、クリニックで行なっている鍼灸治療を、2週間に1回の割で受けていただきました。

鍼灸は、漢方薬と並んで漢方治療の重要な柱です。とくに鍼治療では、日本の伝統にのっとり、患者さんの体質に合わせて適切な経絡《けいらく》に細い鍼を浅く打つと非常に効果があり、副交感神経を高めて免疫力を増強させる効果が期待できます。

できれば、すべての患者さんに鍼灸治療を受けてもらいたいくらいです。しかし、がんの患者さんには並行してほかの治療を行なっている場合が多く、頻繁に通院するのはたいへんですので、条件の合う場合に限定しておすすめしています。

なお、Hさんには抗がん剤治療は続けてもらうことにしました。1カ月に1回の割で受けてもらうことにしました。

抗がん剤治療を行なうと、副作用で白血球が減って、体がつらくなります。これは免疫力が落ちている状態でもありますが、Hさんの場合、漢方薬を飲んでいるので一時的に減少するものの、すぐにもとの数値にもどりました。**漢方薬が抗がん剤の副作用を減らす**ことは広く知られていますが、あらためてその効果を実感しました。

また、Hさんは以前から高血圧気味でしたが、治療を開始してから血圧が徐々に下がってきました。3章でくわしく触れていますが、これは漢方薬が効いて免疫力が上がっている証拠です。

手術から2年たったいま、Hさんはすこぶる元気です。「同じ時期に手術を受けた仲間たちは、残念ながら全員亡くなりました」ということで、その方たちのためにも懸命に生きていこうという強い意志をお持ちです。

現在、Hさんは趣味である農作業を楽しみ、定年後の生活を満喫されています。

症例❻〈多重がん〉70歳男性
「余命数カ月」宣告から10年以上充実して生きた

がんが独立して複数の臓器にできるものを「多重がん」といいます。ここで紹介する

Eさんがまさにそうでした。左まぶたの眼瞼《がんか》に扁平上皮《へんぺいじょうひ》がんが、次いで大腸の横行結《おうこうけっ》腸《ちょう》に横行結腸腺がんが発見されました。

まぶたのがんは、最初、ポリープという形で現れました。切除して病理検査を受けたところ、化膿性肉芽腫《かのうせいにくがしゅ》という診断でした。

しかし、その後もポリープは拡大増殖を続けたため、再度、手術を受けたところ、扁平上皮がんとわかったのです。すでに眼や耳下腺《じかせん》、頸部のリンパ節にまで浸潤《しんじゅん》しており、完全にがんを取り除くことはできませんでした。

また、横行結腸腺がんのほうもステージ4で、進行していました。手術を受けたものの、いずれ脾臓《ひぞう》か肝臓に再発する可能性が高いといわれ、「余命数カ月」と宣告されました。

じつはEさんは、私が若い頃お世話になった元大学教授で、医師です。職業柄もあり、ご自身の病状を冷静に受け止められたのでしょう。その先生から、退院後、じきじきに声がかかり、「何かよい方法はないものか」との相談を受けました。

術後に抗がん剤と放射線治療をすすめられましたが、「受けても意味がないから」と一切、拒否されたといいます。

そこで、活性化自己リンパ球療法をすすめることにしました。同時に、漢方薬の人参《にんじん》養栄湯《ようえいとう》（ただし薬用人参の量を通常の3倍量にしたもの）を処方しました。

Eさんの体質は虚証であり、血《けつ》の不足、気の不足がありました。血の流れが滞り、生命力全体のエネルギーが落ちている状態です。

人参養栄湯は文字どおり、体力を養う働きがあり、術後や体力が低下したときにもよく使われる薬です。

その結果、ベッドで横になることの多い生活から、徐々に起き上がることができるようになりました。そして、**肝心のがんを再発させないまま、なんと10年以上も過ごすことができた**のです。この間に、書きかけの医学の専門書を完成させることができました。

84歳で亡くなったときは、がんではなく老衰でした。充実した余生を過ごすことができたと思われます。

症例❼〈直腸がん〉52歳女性
再発→腹膜播種で緩和ケアをすすめられたがんから生還

Dさんは、大手保険会社で管理職をつとめるキャリアウーマン。便通異常で病院を受診したところ、直腸がんと診断されました。

もともと女性は虚証の人が多く、がんにはなりにくいものなのですが、Dさんのように男性並みに働いている場合は例外です。**体は虚証であっても、ライフスタイルが実証的なので、がんのリスクが高まる**のです。近年、女性のがんが増えていることも、こうしたことと無縁ではないでしょう。

Dさんは早速、がん専門病院でがんを取り除くために、S状結腸切除術という手術を受けました。

しかし、8カ月で再発してしまいました。腹腔《ふくくう》内に多数のがんが存在する多発性腫瘍が確認され、腹水《ふくすい》もたまってきていました。

いわゆる、腹膜播種《ふくまくはしゅ》（がんの細胞が腹膜に浸潤したのちに腹腔内に遊離して、種子がばらまかれたように細胞が散布され、離れた部位の腹膜面に着床して、増殖するタイプの転移）の状態でした。

相談にみえたDさんには、**活性化自己リンパ球療法と漢方薬を併用**してもらうことにしました。**漢方薬は、免疫力をアップさせる十全大補湯に印度蛇木と大黄を加えたもの**です。これで治療はうまくいくと思われました。

虚証のがんは実証のがんと違って治りやすく、非常に予後がいいのです。

虚証の人は体のエネルギーも不足しがちで、免疫力も弱く、すぐに風邪などをひきます。異物に対する反応性も高く、風邪薬やアレルギーの治療薬などでも副作用が強く出てしまうことがあります。

その一方で、がんの性質も虚証で、進行も比較的ゆっくりです。これは科学的に証明されたわけではありませんが、長年の漢方医学の中でいわれてきたことです。

参考までに、実証の人は、食べたものを体の栄養にするのが得意です。だからこそ元気を維持できるともいえるのですが、それだけにがん細胞も虚証の人と違って元気であり、がんの進行も早いので、さまざまな治療法を考えていかなければなりません。

「もう手遅れで、手術も抗がん剤も使えないといわれました」「大学病院でもう治療法がないといわれました」といった末期がんの患者さんの中でも、漢方だけで治るような人がときどきいますが、私の経験上、漢方薬だけで治癒した患者さんは全員が虚証です。

しかし、Dさんの場合、最初は思うように効果が現れませんでした。通常、筋肉にはがんは転移しませんが、手術時に筋肉の下にばらまかれたと考えられるがんのかたまりが、どうしても小さくならないのです。

そこで、PET《ペット》（がん細胞が正常細胞の8倍のスピードでブドウ糖を消費する性質を利用した、がんの検査方法の一つ。157ページ参照）でがんの状態を確認したうえで、手術を受けたがん専門病院で、あらためて最後のがんのかたまりを切除してもらうようお願いしました。

ところが、主治医は「腹膜播種になったケースに対しては、手術をしても意味はありません」と、診察さえもせずに手術を拒否。Dさんは緩和ケアをすすめられました。

そこで私は、知り合いの外科医のいる病院に彼女を紹介しました。結果、手術を受けて、がんのかたまりはすべて取り除くことができました。

それからは、6年以上経過したいまも漢方薬も欠かさず服用し、Dさんは元気です。食事などに注意し、あまり働きすぎないようにと養生のアドバイスをしていますので、これを守ってくれれば、今後の経過もおそらく順調でしょう。

症例❽〈虫垂がん〉58歳女性
腹膜播種から、漢方と食事療法でがんが消失！

虫垂《ちゅうすい》がんは、いわゆる盲腸の部分にできるがんです。早期発見が難しく、虫垂から腹膜に転移しやすいやっかいながんです。

Cさんの場合、お腹が大きくふくれてきたことから病院を受診しました。卵巣嚢腫《のうしゅ》だろうとの診断で手術をしたところ、進行性の虫垂がんで、腹膜播種が確認されました。

このため、がんは部分切除で、試験切開という形で終了となりました。

その後はCさんの希望で、少量の抗がん剤を直接、腹腔内に入れるという治療を行ないました。4回の治療が終わったところで、主治医から、「虫垂がんには抗がん剤があまり効かないといわれています。これ以上の効果を期待するのは難しいでしょう」と緩和ケアをすすめられ、途方にくれて私のところにやってきました。

診断の結果、Cさんは典型的な虚証でした。がんになる前から、体はあまり丈夫ではなかったのです。

前項のケースでご紹介したように、虚証でがんになる人はめったにいません。がんになりやすいのはエネルギー旺盛で無理をしがちな実証であり、虚証でがんになってしまう人は実証的な生活をしていたり、大きなストレスを抱えたりしていることがほとんどです。

Cさんにもこうした問題がありました。2年ほど前にご主人の浮気が判明し、調べたところ、子どももいたことがわかったといいます。このため、Cさんは精神的につらい日々であり、食事も思うようにとれず、あまり眠れない日が続いていました。

Cさんはかなり体力が低下していましたので、**体力を高める補中益気湯に免疫力を強める胡黄連と烏薬を加えたものを処方**しました。**同時に、活性化自己リンパ球療法を受**

けてもらうことにしました。

食事については「洋食が好き」ということでしたので、和食を中心とした生活に切り替えていただき、あとは甘く冷たいものだけを控えてもらいました。また、ご主人のことにはあまりとらわれず、できるだけストレスのない生活を心がけてもらうようにしました。

これがうまくいき、Cさんはその後、がんの進行がとまり、体力もどんどん回復していきました。

驚いたことに、腹膜にあったがんもすべて消失してしまったのです。

治療開始から9年たったいまも元気で、がんは完全治癒しました。いまは漢方薬にも頼らず、海外に住んでいる子どもに会いにいくなど、きままな一人暮らしを満喫しています。

症例❾〈口腔がん〉64歳男性
活性化自己リンパ球療法+漢方+食事改善で完全治癒

Bさんは、税理士としての仕事にやりがいを感じ、精力的に仕事をされていた矢先に、がんが見つかりました。

最初は、歯肉腫《しにくしゅ》という形で発見されました。歯肉腫とは、歯に接する歯肉部分や、歯と歯の間にある歯肉などの歯周組織が炎症を起こす疾患のこと。歯肉炎の種類の一つで、良性の腫《は》れ物《もの》です。

しかし、くわしい検査をしたところ、がんであることがわかりました。

周辺のリンパ節に転移しかかっていることがわかり、がん専門病院で手術を受けました。右の顔面を半分除去しなければならないほどの大手術で、術後はラジオアイソトープ（＝RI。放射線治療の一つ）による治療と抗がん剤治療を行ないましたが、手術したところにがんの再発が疑われました。

主治医からは、「再発が確認されれば、ホスピスを考えたほうがいい」といわれ、ほかに手立てはないものかと私のところにやってきました。

Bさんの体質はやや実証ですが、生命のエネルギーが不足し、免疫力が低下している状態でした。

そこで、**十六味流気飲《じゅうろくみりゅうきいん》が合うと判断しました。この薬は昔から腫れ物に効く漢方薬**として重宝され、がん治療では口腔《こうくう》がんや乳がんなどに効果を発揮することでも知られています。

さらに、活性化自己リンパ球療法をすすめ、これを併用してもらうことになりました。

同時に、食事指導、生活指導も行ないました。Bさんはがんになる前、多忙で不規則な生活をしており、3度の食事時間がバラバラでした。

5章でくわしく述べますが、食事時間がバラバラだと消化機能を酷使することになり、また、栄養の吸収もうまくいかなくなります。食事を規則的にとることは、何を食べるかよりもよほど重要なことなのです。

Bさんにはこのことをよく説明し、**決まった時間に食べること（ただし30分以内のズレならばOK）を原則**としてもらいました。また、仕事をしばらくの間は中止し、十分な睡眠と、体の動く範囲で適度な運動をするようにアドバイスしました。

結果、Bさんはがんの進行を抑えることに成功しました。

途中、再発したと考えられる部位が壊死《えし》し、大出血を起こすという事態に見舞われましたが、これを克服し、8年以上たったいまもお元気です。

漢方薬も現在は体調を整える程度にしか服用していませんから、**完全治癒**といっていいでしょう。税理士業にも復帰し、現在、充実した日々を送っていらっしゃいます。

症例⑩〈膵臓がん〉61歳男性

組み合わせ療法で腫瘍マーカーの値が劇的に低下！

膵臓《すいぞう》がんは、がんの中でももっとも治療が難しいがんとして知られています。ほかのがんはともかく、膵臓がんになってしまったら治療の手立てがない、とあきらめてしまう人も多いのではないでしょうか。

しかし、**組み合わせ療法がうまくいけば、こうした難しいがんも克服できる**可能性があります。61歳の自営業、Fさんのケースがそのよい例といえます。

Fさんは中小企業の経営者で、若い頃からエネルギッシュでした。不眠不休で働き、旺盛な生命力は実証そのもの。まだまだこれからというときに膵臓がんが見つかってしまったので、本人の落ちこみようも相当なものだったようです。

膵臓がんは、発生する場所によって、膵頭部《すいとうぶ》がんと膵尾部《すいびぶ》がんに分類されます。Fさんの場合は、後者の膵尾部がんでした。

くわしい検査の結果、がんは進行しており、腹膜播種もありました。手術は不可能ということで、抗がん剤のジェムザールが投与されました。ジェムザールは「手術ができない膵臓がんには治療の手立てがない」といわれてきた中で、近年、登場してきた画期的な薬です。延命効果を期待できるといわれています。

しかし、まもなくがんは肺に転移してしまいました。主治医からは緩和ケアをすすめられましたが、あきらめきれずに私のところにやってきました。

そこでFさんには、**活性化自己リンパ球療法をおすすめ**しました。

また、**漢方薬では、十全大補湯に大黄と芒硝《ぼうしょう》、紅花を加えたもの**を飲んでもらうことにしました。

さらに奥さんにも来ていただき、食事とライフスタイルの改善がいかに重要かをお話ししました。実証の患者さんの場合、がんになる前と同じような不規則な食事、無理な生活を続けていると、がんはどんどん進行していきます。

また、Fさんはお酒もたいへん強く、とくに好きなのが日本酒で、発病前は一晩で1升瓶をあけてしまうほどの酒豪でした。発病後も、お酒をなかなかやめられなかったようです。しかし、日本酒をはじめワインやビールなどの醸造酒には糖分が大量に含まれており、がん細胞の栄養となるので、がん患者さんには禁忌《きんき》です。

そこで、飲みたい場合は、焼酎やウイスキー、ブランデーなどの蒸留酒をすすめました。量はもちろん控えていただき、あくまでも適量です。Fさんは、ときどき楽しむ晩酎を焼酎のお湯割りに切り替えました。

なお、**西洋医学的治療として抗がん剤は続けることにし、先のジェムザールを月に2回、受ける**ようにしてもらいました。

まもなく、回復のきざしがみえてきました。腫瘍マーカーの数値が劇的に下がってきたのです。

がんができると、血液や尿中にそのがんに関係した物質が流れ出すことがあります。これが「腫瘍マーカー」です。膵臓がんの腫瘍マーカーでは、「ＣＡ19―9」が診断に広く使われています。一般的な測定法では37Ｕ／ml以下が正常ですが、膵臓がんの場合は１００以上で、進行がんほど値は高くなります。

診療所にＦさんがやってきたばかりの頃、ＣＡ19―9の値はなんと測定不能なほど高い状態でした。少なくとも16万以上はありましたから、全身にがん細胞が散らばっている状態です。

それが、治療を開始してから11カ月後には３００台まで低下しました。

また、抗がん剤を始めたばかりの頃は倦怠感《けんたいかん》に悩まされていたＦさんですが、組み合わせ療法を始めてからはすっかり元気になり、がんはあっても、何かの症状に悩まされるということはなくなりました。**十全大補湯には抗がん剤の副作用を抑える作用があり、**

これが働いているものと思われます。

現在、Fさんは、活性化自己リンパ球療法を、経済的に無理がない高濃度ビタミンC点滴療法（232ページ参照）に変更し、漢方薬を服用しながらこの治療を月に数回受けています。

ビタミンC点滴療法は、ビタミン剤の一種であるビタミンCを高濃度にしたものを、静脈から点滴する方法です。アメリカでは、抗がん作用があるという複数の報告から普及し、大規模な臨床試験が行なわれているきちんとした治療法です。日本でも、数年前から代替医療の医師などが行なうケースが増えてきました。

がんを発病してから1年が経過しますが、普通に仕事をこなしているFさんは、はたからみればがんの患者さんとは思えないほど元気です。

症例⓫〈腹腔内の肉腫〉35歳男性
がんよりたちが悪い肉腫も、組み合わせ療法で消失

一般的にはあまり知られていないことですが、がんは大きく「癌」と「肉腫」に分けることができます。がんと癌では意味が違うのですね。ひらがなで「がん」と書いた場

合は両者が含まれるのです。

さて、癌は胃や腸の粘膜など上皮組織に発生する悪性腫瘍であるのに対して、肉腫は上皮組織以外の筋肉・脂肪・骨・血管・神経などに発生します。日本国内での年間発症率は数千人といわれ、若年層の患者が多いのが特徴です。

Lさんも、この肉腫にかかってしまいました。

研究職に従事していたLさんは、告知されたあと、自身で病気についてくわしく調べました。そこで、肉腫は癌よりたちが悪いことを知りました。しかも結婚したばかりでしたから、「なんで自分だけがこんな病気に……」と大きな悲しみにおそわれました。

そんなLさんを救ったのは奥さんでした。以前に私の書いた本を読んでおり、「漢方でなんとかなりませんか」と相談にみえたのです。

しかし、これまでお話ししてきたように、がんは漢方だけでは簡単に治癒しません。さまざまな療法と組み合わせてこそ、その効果が発揮されるのです。

奥さんにはそのことを話しました。数日後、ご主人のLさんをともなって再度、来院されました。

Lさんの体質をみると虚証でした。虚証はがんにはなりにくく、ましてや肉種にかかることはめずらしいのですが、聞けば10代の頃から睡眠時間をけずる生活で、大学生、社会人になってからはその傾向がさらに加速していました。エリートで将来を期待された研究職であったため、疲れた体にむち打って仕事をしていたのです。

Lさんにはとにかく、手術を受けてもらうことにしました。肉腫は手術を受けても再発する可能性が高いのですが、いまあるがんをできるだけ抑えるためにも、がんの切除が不可欠です。

予想どおり、肉種の進行は早く、数カ月で再発してしまいました。癌の多くには抗がん剤が効きますが、肉種には効果がありません。

そこで、すぐに陽子線治療を開始しました。**陽子線もまた最先端の放射線治療の一つで、肉腫には効果を発揮**します。

同時に、活性化自己リンパ球療法と、漢方薬の補中益気湯に薬用人参を増量し、晋耆と胡黄連、印度蛇木を加えて処方したところ、がんが消えました。

発病から3年たつ現在も、再発の兆候はありません。この間にお子さんもでき、Lさんは充実した日々を過ごされています。

肉種の患者さんでこれだけいい経過をたどる例はめずらしく、今後、なんらかの形で学会に発表されることになるでしょう。

症例⑫〈大腸がん〉57歳女性

さまざまな療法を組み合わせ、全身転移もぐんぐん回復

Nさんは5年ほど前に大腸がんが見つかり、手術を受けました。手術でがんはすべて取り除かれましたが、術後3年半を過ぎたところで、全身転移が確認されました。手術が成功したことで安心し、Nさんは定期検診をきちんと受けていなかったようです。

くわしい検査の結果、肺のほか胃や腸管膜、肝臓にまで、広い範囲でがんが確認されました。抗がん剤治療をしましたが、思わしい効果は得られず、主治医からは「もうできる治療がありません」とさじを投げられてしまったのです。

しかし、ここからがNさんのすごいところです。落ちこむどころか、すっかり開き直って、1日1日を楽しく過ごそうと決めました。もうできる治療はないとすれば、病院に通う必要もありません。「死ぬ前にたくさん遊ばなきゃ」と、ご主人と一緒に旅行などを楽しむ生活が始まりました。

Nさんは、お父さんをはじめ、ごきょうだいがみな大腸がんですでに他界されていま

した。弟さんは40代という若さで亡くなっています。大腸がんの中でも遺伝性があることで知られる、家族性大腸がんだと思われます。

Nさん自身、このことはがんになる前からわかっており、「いずれ自分も大腸がんを発症するのだろう」と覚悟していたといいます。「きょうだいの中で私だけが生きているのだから、それだけでもありがたいこと」という思いもあったようです。

しかし、ひょんなことから私の診療所を知ることとなります。きっかけは、旅先の、がんにいいと有名な温泉でした。そこで偶然、うちに来ている患者さんに出会ったのです。

はじめて会ったその女性と話が盛り上がり、病気のことを話したところ、「あきらめないでがんと闘ったほうがいいですよ。一度、あの診療所に行ってみてください」といわれたのだそうです。

Nさんは、抗がん剤治療の副作用で体がかなり弱っている状態でしたので、漢方薬の十全大補湯に、鎮痛作用と放射線の副作用なども緩和する作用のある延胡索《えんごさく》（ケシ科コリダリス・テルナータの塊茎《こんけい》）、烏薬、抗腫瘍作用のある天花粉《てんかふん》（ウリ科キカラスウリの根）を処方しました。

さらに、放射線治療のトモセラピーによって、照射できるがんにはすべて放射線を照射しました。

直後からは、活性化自己リンパ球療法も始めました。じつにさまざまな治療法を組み合わせたわけです。Nさんのように**全身にがんが散らばっている場合は、さまざまな手法でがんを攻略する**必要があります。

がん治療は、盆栽の手入れのように、患者さん一人一人に合わせた細かな調整が必要です。これがうまくいくと、予想以上にいい成果を得られます。

Nさんの場合もそうで、治療によってがんの進行がとまりました。現在、治療開始から1年たちますが、非常に良好な状態です。

ところで、話は少しそれますが、Nさんにはプレグネノロン（Pregnenolone）というサプリメント（146ページ参照）も服用していただきました。

これはホルモンの一種であるDHEA—S（デヒドロエピアンドステロン）をつくる物質の一つで、アンチエイジング（抗老化）作用があることが注目されています。また、最近では、免疫機能の増強や腫瘍抑制効果があることも明らかになってきました。

じつは、Nさんはクリニックに来たばかりの頃、DHEA—Sの値が500をきっていました（健康な場合の数値は1000）。体内のDHEA—Sは、手術や抗がん剤治療、放射線治療によって低下することが知られています。

しかし、徐々に値が上昇し、いまでは８００近くにまでなってきています。

これは、Ｎさんの免疫力がアップしてきたことを示すとともに、組み合わせ療法による効果の現れといえるでしょう。プレグネノロンの作用も働いていると思われます。

治療を始める前はかなり体力が落ちていたＮさんですが、治療の経過とともにぐんぐん元気になってきています。この調子でいけば、今後も長期間、がんとうまくつきあっていけるでしょう。

症例⑬〈骨髄異形成症候群〉62歳女性
未病の状態で治り、骨髄移植を受けずにすんだ

次に紹介するのは、骨髄異形成《こつずいいけいせい》症候群を克服したＧさんの例です。

骨髄異形成症候群とは、「血液細胞をつくるメカニズムに異常が起こり、骨髄中で健常な血液細胞が十分につくられなくなるいくつかの病気」の総称です。

Ｇさんが病気に気づいたきっかけは、下血《げけつ》や皮膚のあざでした。異常を感じて、近くの病院を受診。骨髄検査を受けたところ、この病気の診断を受けたのです。

この病気は、免疫力の低下から感染症を起こしやすくなり、それがきっかけで命を落

とすことがあります。

さらに怖いのは、放置しておくと白血病に移行する可能性が高いということです。こんな事態ですから、主治医からは「すぐに治療をしなければならない」といわれました。

最初はピンとこなかったGさんですが、数カ月のうちに病状は次第に悪化をたどり、病気の怖さを知ったといいます。血小板の量が不足しはじめて貧血がひどくなり、1週間に1回のペースで輸血をしなければならない生活が始まりました。

しかし、輸血はあくまでも対症療法であり、病気の根本治療にはなりません。このため、蛋白同化《たんぱくどうか》ホルモン療法とプレドニンパルス療法を受けることになりました。

前者は、骨髄の造血幹細胞《ぞうけつかんさいぼう》を刺激して、造血能を回復させる目的で行なわれます。プレドニンパルス療法は、副腎皮質ホルモンのプレドニンを一定期間大量に投与し、徐々に減らしていく治療です。

しかし、思わしい効果が出ないため、骨髄移植を受けることになりました。ドナーが現れるまで待機している矢先、通院している大学病院の待合室で、私の診療所に通院中のある患者さんと、偶然、知り合いました。

その患者さんは、Gさんとまったく同じ病気でした。移植を待っている間に私のところで漢方をメインにした組み合わせ治療を行なったところ、たいへんうまくいき、移植を受けなくてよいというところまで回復したケースでした。

初診のとき、Gさんはその患者さんに付き添われてやってきました。病気の影響でめまいや倦怠感があるということで、つらそうなご様子でしたが、非常に前向きでした。

くわしく診察を行なうと、Gさんは実証でした。発病前はとてもエネルギッシュで、主婦ではありますが、自治会の役員などさまざまな仕事をしており、寝る間もないくらい忙しかったといいます。しかも、発病してもまだ仕事を続けているといいます。

Gさんはもともと実証ですが、体力が低下しているため、まずは生命力を補う働きをする補剤《ほざい》（77・104ページ参照）の十全大補湯、白血球や骨髄を活性化する菊花《きくか》（キク科キクの頭花）、腸管免疫を刺激する麻子仁《ましじん》（クワ科アサの果実）を処方しました。

これを1年間服用しているうちに体調が次第によくなり、輸血の必要がなくなりました。ただし、この間、通院している病院で蛋白同化ホルモン療法は続けていただいています。ですから、西洋医学と漢方の相乗効果がもたらされた結果といえるでしょう。

もちろん、養生も徹底していただきました。病気が病気ですから、役員などもやめていただき、のんびりと過ごしていただくようアドバイスしました。

丸1年たつと体力もついてきたので、Gさん本来の実証向きの薬である四逆散にかえました。これが非常に効いて、まもなく輸血をしなくてもよくなりました。

さらに骨髄の量が正常にもどって、西洋医学的な治療を一切やめることができるまでになったのです。

治療から2年半がたつ現在、Gさんはとても元気です。**白血病を発症する兆候はまったくなくなりましたので、まさに「未病の状態で治ったよい例」**といえるでしょう。

症例⓮〈乳がん再発〉55歳女性

治療がうまくいかなかったケース

治療にはうまくいかないケースもあります。これまで組み合わせ治療で成功した症例をあげてきましたが、ここではあえて不成功例をあげてみたいと思います。

患者さんは55歳のUさんです。

52歳のときに乳がんが見つかり、手術を受けましたが、がんをすべて取り切ることはできなかったことが確認されました。医師から宣告されていたとおり、手術して6カ月後には手術をした部位から局所再発してしまいます。

再び外科的処置によってがんは取り除かれましたが、ほかの臓器に転移するのは時間の問題だといわれました。そこで、「何か手立てはないか」と来院されたのです。

Uさんには、乳がんに古くから使われている紫根牡蠣湯《しこんぼれいとう》という漢方薬を処方し、同時に活性化自己リンパ球療法を併用していただきました。また、Uさんの乳がんは「ホルモン感受性」というタイプでしたので、かかっていた病院でホルモン療法を続けていましたが、こうした治療が功を奏してほぼ5年間、がんは再発しませんでした。

しかし、困ったことがありました。治療の経過とともに、Uさんの体重が増えていくのです。

じつは、Uさんは洋菓子店を経営していました。もともと甘いものが好きだったそうですが、お店を始めてからは余ったお菓子やパンを食事代わりにする毎日で、それをやめられないでいたのです。

しかし、これは非常に危険です。5章でくわしく説明していますが、がんと食事は密接な関係があります。中でも糖分はがん細胞がもっとも好む栄養で、がんの発症にはもちろん、がんの進行を促進する危険な食べ物です。

さらに、乳製品も乳がんには禁忌です。また、肥満はがんに悪影響をおよぼすことが明らかです。

このことは、「食養生」として治療開始時に口をすっぱくしていいました。その後、診察のたびに注意してきましたが、ホルモン療法の影響もあり、「甘いものがやめられず、どうしても手がのびてしまう」といいます。「売れ残りを捨ててしまうのはもったいない」という気持ちもあったようです。

5年間、再発がないことでUさんは安心していましたが、「乳がんは10年生存率」といわれます。発症から10年たたないと安心できないので、「慎重にやっていきましょう」といった矢先に、局所にがんが再発してしまいました。

食養生は、がんの組み合わせ療法の中でもとくに重要なものです。食事をあなどってはいけません。このことをもっときちんと伝える必要があったのかもしれない、と後悔しています。

治療がうまくいかないケース5つの注意点

治療がうまくいかないケースをまとめると、次のようになります。

①医師の養生に対する指示、指導にしたがわない

くり返し申し上げているように、養生は漢方治療のかなめです。とくに食養生については、いまや現代医学においても、がんの治療では欠かせないものとなっています。ほかの治療法がうまくいっても、食養生を徹底しないと、がんは制圧できません。

②きちんと薬を服用しない。治療を中断してしまう

薬はきちんと服用しないと効果が得られません。これは漢方薬も西洋薬も同じです。量を減らしたり、思い出したようにときどき服用したりという場合、効果がまったく得られないと考えたほうがいいでしょう。

また、治療の中断ががんの再発リスクを高めるのは当然です。ただし、これには医師と患者さんの信頼関係の問題がありますから、こちら側にも反省する点があります。どの治療においても、主治医との信頼関係は欠かせません。今、受けている治療について疑問に感じたら遠慮なく、医師に納得のいくまで聞いたほうがいいでしょう。

経済的な問題から治療を中断せざるを得ない場合も、医師に相談をし、ほかの方法を考えてもらうべきでしょう。

③独力で歩行、通院できないほど衰弱が激しい

いわゆるターミナル期（終末期）になってくると、衰弱が激しく、寝たきりという日も多くなります。このようなときに無理に外出をすると、体力を著しく低下させることになり、かえって危険です。また、水を飲むのも困難になっている方は、漢方薬を服用できないので、こちらも治療が難しくなります。

④民間療法やサプリメントにのめりこむ

医療の専門家でないのに、高額なサプリメントや民間療法をすすめる人がいます。「絶対に治る」「効きめを保証する」などといわれると、試したくなる誘惑にかられることもあるでしょう。しかし、どんな治療を受ける場合でも、まず専門家に相談することが大前提です。大局的な見地から治療を組み立てることを忘れてはなりません。

⑤心配のあまり治療に集中できない

診察中にメモばかりとっている人に多い傾向です。不安のあまり、やたらに検査ばかりをくり返し、肝心の治療が遅れることもあります。心配する気持ちはわかりますが、かえってストレスになるようでは免疫力も低下して治療に集中できなくなります。気持ちを大きくかまえましょう。

column
1

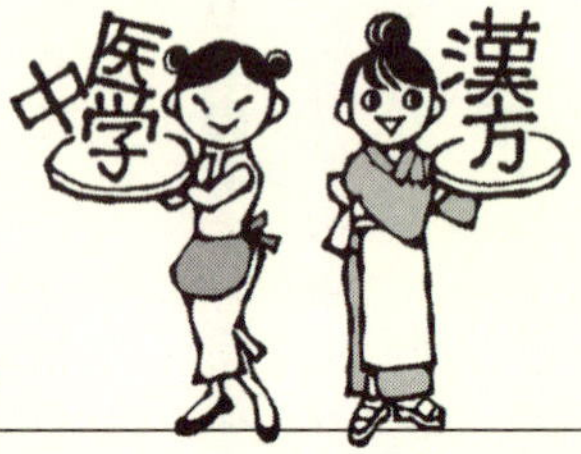

漢方、中医学、東洋医学

中国に起源を持ち、周辺に広がっていった東アジア伝統の医学を、従来の日本では「漢方」と称してきました。漢方という言葉は和製用語で、オランダの「蘭方《らんぽう》」や日本古来の伝統医学「和方」に対してつくられたものです。中国大陸を支配した帝国は漢以外にもありましたが、「漢民族のいる国」「漢字を用いている国」という意味で、当時の人々は漢方と呼んだのです。

一方、中国では、中国伝統医学の略称として「中医学」という呼称が用いられてきました。もともと漢方も中医学も中国伝統医学のことをさす同じ意味の言葉ですが、近世以降、各国で独自の異なった発展をとげたために、今日では漢方といえば「日本化された中国大陸起源の伝統医学」をさし、中医学といえば「現代中国で再整理された中国の伝統医学」をさすようになっています。

さらに「東洋医学」という言葉が用いられるようになったのは、じつは明治時代の中頃から。東洋には中国大陸由来の東アジア伝統医学以外にも、インドのアーユルヴェーダ医学、グレコ・アラブ・イスラム起源のユナニ医学などの伝統医学がありますが、いまでは西洋医学に属さない伝統医学、中でも中国大陸由来の東アジア伝統医学（とくに漢方や中医学）のことを、世間一般に東洋医学と呼ぶようになっています。

第2章

戦略的にがんと闘う「組み合わせ療法」とは?

「漢方と西洋医学の戦略的組み合わせ療法」が注目されている

「漢方」と聞けば、多くの人は、漢方薬局にありがちな独特のたたずまいから、「古くさい」あるいは「民間療法的」なイメージを思い浮かべることでしょう。「最新の西洋医学とは対極にある」と思われることも多く、この本のテーマである「最新がん治療」とはどうも結びつかないと感じている向きもあるはずです。

しかし、1章でお話ししたように、「手術、抗がん剤、放射線治療」といったがんの三大療法をレンガにたとえるなら、そのすき間を埋めるセメントの役割を果たすのが「漢方」です。

レンガだけで家が建つような医療技術があれば、今世紀ですでにがんは制圧される時代になっていたことでしょう。

実際、一昔前まではそうした期待が医師の中にもありました。最新の医療機器、検査技術、手術法の進歩、効果的な薬剤の開発によって、「ついにがんが治る時代がきた」と期待が高まったのです。

しかし、あらゆる手を尽くしてもがんに勝つことができない患者が多い、という現状につきあたりました。

そこを補う手段、つまり、レンガをつなぎ合わせるセメントとしての役割としてさまざまな代替医療が注目されていますが、長年、漢方に携わってきた私は、漢方こそがもっともセメントとして適役であると確信しています。

なお、誤解しないでいただきたいのですが、私は組み合わせ療法において、読者のみなさんに「西洋医学と漢方治療の並列的な併用」をすすめているわけではありません。**がん治療における漢方の考え方は、がんそのものを直接攻撃するのではなく、がんに対抗できる強い体をつくり、免疫力を総動員させてがん細胞をじわじわと弱らせる**ことにあります。これは、活性化自己リンパ球療法など、ほかの多くの代替医療においても同じです。

つまり、がんに打ち勝つためには、**漢方医学という文脈の中に西洋医学的な治療法を取り入れる**ことがポイントなのです。その中には漢方だけでなく、ほかの代替医療も入ってきますし、西洋医学の中にも、免疫《めんえき》賦《ふ》活剤《かつざい》など漢方医学的な使い方をされる薬がありますから、こちらも考慮します。

いかがでしょうか？

知れば知るほど、がん治療においては組み合わせ治療がいかに効果的かということが、おわかりいただけるのではないでしょうか？

症状を治す「標治」と根本原因を治す「本治」

がんは、企業にたとえれば、中間決算が大赤字になった状態ということもできます。大赤字になったときに、資金繰りとして銀行に借金をすることが、手術や抗がん剤、放射線治療などの西洋医学的治療です。しかし、これだけでは会社を立て直すことはできません。

そこで大事になってくるのが、大赤字になってしまった、その原因を探ることです。これが、病気を全人的にとらえる代替医療の大きな役割といえるでしょう。

赤字の原因を知り、経営にとってプラスになるもの、マイナスになるものを明らかにすることで、今後の経営戦略をたてることができます。

この部分が、私たち医師の大事な仕事です。

病気の大半は、患者さんのそれまでのライフスタイルが大きく関係しています。がんになった原因をある程度、特定できれば、その部分を改善していくことで、がんに負けない体ができあがります。

漢方では、**「標治《ひょうち》」「本治《ほんち》」**という言葉があります。

文字どおり、標治は病気の症状、つまり表に出てきたものを治す治療で、いわば対症療法のこと。つまり戦術のことです。西洋医学的治療がこれにあたります。

本治は病気の根本原因を治すことで、漢方がこれに相当します。がん治療でいえば、がんになりにくい体づくり、再発の予防が本治にあたります。

たとえば、気管支喘息《ぜんそく》であれば、咳《せき》などの症状を抑える治療が標治であり、本治は気管支喘息の原因であるダニなどアレルギーの原因を取り除いたり、漢方薬を使って体質改善をしたりという治療が相当します。

標治と本治はどちらも重要です。漢方にくわしい先生の中には、西洋医学を否定する人も多いですが、それは大きな間違いというものです。気管支喘息でも、咳《せき》をしずめなければ気道がどんどん腫《は》れあがって、やがて窒息する危険が出てきます。

まずは、**いまある症状を抑えながら根本治療を行なうことが重要**です。**本治を優先しながら、標治を位置づけて、作戦を遂行するわけで、これが「戦略」**です。がん治療でもっとも大切な考え方です。

急速に増殖・進行するがんの治療においては、このことはとくにポイントとなってくるところで、漢方だけにこだわっていたら、がんの勢いには負けてしまいます。

とくに最近は、分子標的薬や、トモセラピーという最新鋭の放射線治療など、正常細胞を抑えずにがんを効果的にやっつける、標治にあたる有効な治療法が続々と登場しています。こうした治療を使わない手はありません。

漢方の考え方を大事にすればするほど、最新の西洋医学は欠かせないものとなります。私が患者さんに組み合わせ療法をすすめているゆえんです。

まず診断
ライフスタイルを探り、体質を見極める

私が診療室でどんなことを行なっているかを、具体的に説明していきましょう。

まず、初診の患者さんには1時間ほど時間をとっていただきます。これは、問診で患者さんのライフスタイル、発病のプロセスをくわしく聞くためです。

とくに、患者さんにこれまでの人生を振り返ってもらうことを重要視しています。学校を出てすぐいまの仕事についたのか？　いくつか職を変えてきたのか？　親族の病気

はもちろん、育った環境、スポーツ歴、結婚生活　子育て……など、あらゆることをうかがいます。

インタビューを重ねながら過去を振り返ってもらいますと、「そういえば、5年前の転勤先で仕事がうまくいかずたいへんでした」「数年前から夫婦仲が悪く、離婚問題に発展しています」など、人生において大きなストレスとなったできごとがみえてきます。

どんな人生を送っているかがわかれば、どんな食生活をしているか？　運動習慣はあるか？　睡眠はとれているか？　などの点は、自然に浮かび上がってきます。

人生はドラマといわれますが、まさにそのとおりで、人それぞれ紆余《うよ》曲折があります。山あり、谷あり、泣き笑いありといったところで、話を聞いていると、1本の映画を見ているような感覚におそわれます。

こうした問診法は、専門用語で、「ナラティブ・ベイスド・メディスン（Narrative based medicine）」と呼ばれます。

私は漢方専門医ですので、こうした作業のほかに、患者さんの体に直接触れて情報を得る漢方医学的な診断を行ない、患者さんの状態や体質（証《しょう》）をくわしく診ていく作業にも時間をかけます。

病気と体質に合わせた治療法が提示できれば、これはもう「アート・ベイスド・メディスン（Art based medicine）」といってもいいすぎではないでしょう。これが私の目指すところです。

1章でもご説明しましたが、漢方では大きく体質を実証《じっしょう》と虚証《きょしょう》に分けています。実証は体力があって無理のきく元気なタイプ、虚証は反対に病弱で無理がきかないタイプです。

こうみると、実証は元気そうですが、過剰なエネルギーがあふれすぎているためにがんなどの重篤な病気を起こしやすく、こちらも異常であるととらえます。そこで漢方では、過剰な部分を抑え、足りない部分を補うことで、バランスのいい中庸《ちゅうよう》という状態に導き、病気に負けない体をつくります。

がんの漢方治療も当然、体質によって処方する薬が違っているので、証の見極めは非常に重要です。

標準治療にとらわれず適切な治療を組み合わせていく

診断が終わったら、養生の指導を行ないます。また、その人に合う漢方薬が決まりますので、薬の内容、服用法について説明します。

ただし、組み合わせ療法では、西洋医学的治療も非常に重要です。ですから、抗がん剤など、受けたほうがいいと思われる治療についてはうけるようにアドバイスし、必要に応じてそれぞれの医師に紹介をします。

この中には、活性化自己リンパ球療法など、標準治療でないものも含まれます。

最初のところで申し上げましたが、がん難民が増えている理由は、現在の医療システムでは保険診療でできる医療が標準治療とされており、がんの専門病院であっても、その枠を超えた治療が（高度先進医療や臨床治験への参加は別として）できないためです。**実際には、保険がきかなくても、効果が期待できる西洋医学的治療はたくさんあります。**

たとえば、抗がん剤では、標準治療として薬剤の量や投与期間が決められています。この標準治療が終わったから「もうできることはない」といわれてしまうケースが多いのですが、患者さんの状態をみて抗がん剤を続けたほうがいいと判断すれば、持続する方法をすすめます。

その際は、抗がん剤の濃度を低くし、静脈注入用ポート（手術で中心静脈へ薬を注入できる装置を胸部などに埋めこんだもの）から、体につけた持続点滴で少量ずつ投与するやり方を行なうことが多いです。

こうした治療は一般の病院ではできませんが、個人のクリニックなどでは広く行なわれています。

活性化自己リンパ球療法をはじめ、温熱療法（ハイパーサミア）、放射線治療のトモセラピーなど標準治療ではない方法も、がんに対しては非常にいい効果が確認されています。

標準治療ではなく、保険適応外といわれれば、「有効性が得られていない治療」のような印象を受けます。しかし、世界で一番ともいえる日本の医療の進歩は、じつはこうした保険適応外の「新しい」「前衛的」な治療が引っ張ってきたともいえます。

患者さんには、これらの新しい治療法も選択する権利があります。

活性化自己リンパ球療法に代表される免疫療法はその最たるもので、10年以上前は「あやしい治療」とすらいわれていました。私は、北里研究所病院の部長時代だった1993年に、総合病院としては全国に先がけて免疫療法を取り入れました。

この治療の開発者であり、国立がんセンター研究所室長（当時）であった免疫学のエキスパート、関根暉彬《てるあき》博士から直接、指導を受けて実施したものですが、その際、西洋医学の医師たちは、口をそろえて「効きめが評価できないから」と猛反対しました。一方、免疫学がわからない漢方一筋の専門家たちからは、まるで相手にされなかったものです（余談ですが、関根博士は、がんセンターの定年後、細胞免疫療法の専門クリニックである「白山《はくさん》通りクリニック」を立ち上げています）。

しかし、免疫療法は現在、大学レベルでも研究が行なわれ、その効果についても「有効」とされる複数の報告が発表されています。ある種の免疫療法は、近い将来、標準治療に取り入れられる可能性があるかもしれないのです。

もっとも、高額だけれどがんにはまったく効果が期待できないサプリメントなど、新しい治療といわれるものの中にも疑問を感じるものはあります。医師としての責任、専門家の立場から、こうしたものはきちんと評価し、効果の得られないものは排除し、患者さんに正しい治療を提供する義務があります。

病気は、治療の評価が定まるのを待ってはくれません。そうした意味では、**がんの専門家には、新しい治療法を評価する力量も問われている**といえるでしょう。

また、効果が期待できる治療でも、費用が高額である場合があります。患者さんの経済状況によっては、最善と思われる組み合わせ治療のすべてを受けることができないケースもあります。

こうしたときには、患者さんと相談のうえ、予算の範囲内で効果が期待できる組み合わせを考えてあげることがとても大切です。

さらに、がんの治療においては常に新しいものが登場しています。最初にこれと決まったら同じ治療を継続するのではなく、戦略に合うよいものがあれば、患者さんに新しい治療を提案し、治療の受けられる場へ連携してあげることも重要です。

戦略的組み合わせ療法における漢方の5つの役割とは?

私は漢方専門医ですから、組み合わせ療法において漢方を重視しています。

前章でご紹介したように、漢方の文脈の中で西洋医学的な治療を併用すると、非常にうまくいくケースが多いことが経験的にも明らかです。

そこでここからは、さらに具体的にがん治療における漢方の役割を解説し、同時に漢方と西洋医学の戦略的組み合わせ療法がどのようなものであるかを、わかりやすく解説していきたいと思います。

がん治療における漢方の役割には、大きく次の5つがあります。

①がんそのものの治療に使う
②西洋医学の副作用などをやわらげる
③がんを治すための養生
④がんの予防、未病を治すための養生
⑤漢方の考え方をがん治療全体の戦略に生かす

では、順番にみていくことにしましょう。

がん治療における漢方の役割①
がんそのものの治療に使う

まず、①のがんそのものの治療に使う抗がん治療としての漢方です。

1章で、「西洋医学がレンガで、漢方はセメントの役割を担っている」といいました。がんの正体が明らかになるはるか前から、がんという病気は存在していました。**西洋医学が登場する以前から、漢方はさまざまながんに使用されてきた**のです。

漢方において、がんそのものの治療に使う薬は、大きく**「瀉剤《しゃざい》」「和剤《わざい》」「補剤《ほざい》」**に分けることができます。

瀉剤の「瀉」は、「吐く」「もらす」という意味です。**体にたまった悪いものを出す役割をする漢方薬で、有名なものには、紫根牡蠣湯《しこんぼれいとう》や続命湯《ぞくめいとう》**などがあります。

麻酔薬「通仙散《つうせんさん》」を発明し、江戸中期に世界ではじめての全身麻酔による乳がん摘出手術に成功した外科医、華岡青洲《はなおかせいしゅう》は、紫根牡蠣湯を乳がんの患者などに好んで使っていたことで知られています。

瀉剤が合うのは、がんの患者さんの中でも、とくに実証の人です。

エネルギー旺盛で体力のある実証は、がん遺伝子も含めすべての遺伝子が活性化しやすく、がん細胞が元気です。ですから、体から余分なエネルギーを排泄させてがんの活動を弱める瀉剤がよく効くのです。いわば、数年前にブームになった「毒出し」的な効果ともいえるでしょう。

がんが初期で見つかった場合、手術で取り切ってしまえば完治が見こめますが、実証の場合はがん細胞自体が活発なので、油断ができません。

また、この時期はがんといっても症状はほとんどなく、患者さん本人も元気です。その分、がんも元気になっていく可能性があるのです。そこで、瀉剤を使ってあげて、がん細胞の勢いをとめるのです。

瀉剤に含まれる成分には、腸管から出す下剤、尿と一緒に出す利尿剤、皮膚から発散させる発表剤《はっひょうざい》などがあります。

瀉剤を服用すると、便通がよくなったり、尿がよく出たりという症状が出てきますが、これらはいずれも薬が効いている証拠です。薬が効いてくると、免疫力が高まって、体ががん細胞を攻撃できるようになります。

和剤は、体内で免疫反応がさかんになって、抗原・抗体・補体の免疫複合物が生じたときに応用します。免疫複合物はそのままにしておくと、肝臓や腎臓などの組織を傷つけるおそれがありますので、徐々に中和して分散し分解しなければなりません。

ウイルス性の肝炎や免疫療法のあとなどに使われることが多く、小柴胡湯《しょうさいことう》や大柴胡湯《だいさいことう》、柴苓湯《さいれいとう》などが代表的な薬です。また、がんのワクチン療法を受けたあとなどにも用いられます。

生命力を補い、免疫力を高めてがんをやっつける働きをするのが、補剤です。よく知られているのは、**十全大補湯《じゅうぜんたいほとう》や大防風湯《だいぼうふうとう》、人参養栄湯《にんじんようえいとう》**などです。

補剤とは、生命活動を補う薬剤であり、余分なものを体外に排出させる瀉剤とは正反対の働きをする漢方薬です。**これが、虚証の人のがんには非常によく効く**のです。

虚証の人は日頃から不調を訴え、病気がちですが、体力がない分、がん細胞もおとなしいのです。ですから、補剤で免疫力を高めてあげると、がんの進行がとまります（瀉剤のような強い漢方薬は虚証には向きません）。

とくに体力のない虚証は、手術や抗がん剤、放射線治療によって体力を低下しやすいものです。また、**抗がん剤の副作用が出やすいのも、虚症**の人です。せっかくがんがあらかた征伐できたのに、西洋医学の副作用でがんと闘う力が落ちてしまっては、本末転倒です。

このため、西洋医学の治療後においては、とくに重要な治療手段となります。

また、実証の人も、手術後などは体力が低下して一時的に虚証になることが多いものです。このような場合も、補剤という選択が有効である場合が多いのです。

西洋医学では、免疫力を高める治療法として、患者さんのリンパ球を増やして体に返す免疫療法がありますが、この免疫療法に加えて瀉剤や補剤を服用すると、相乗効果が高まります。

これら、がんそのものの治療に使う漢方については、3章でくわしく説明しています。

がん治療における漢方の役割②
西洋医学の副作用などをやわらげる

がんの三大療法である手術、抗がん剤、放射線治療ではがん細胞を強力にやっつけますが、強い治療である分、体が受けるダメージも大きくなります。

しかし、漢方薬を使うことによって、効果が高まり、かつダメージが最小限ですみます。**西洋医学的治療を長く続けて疲弊した体も、漢方を使うと元気になる**ことが多いので、「生活の質のよい延命」のためにも漢方薬を処方するケースが多くあります。

こうした「現代医療の補完（現代医療の欠点を補う）」としての漢方は、多くの病院でむしろ積極的に行なわれているといってもいいでしょう。

日本を代表するがん治療の専門病院の一つ、癌研究会有明病院の消化器内科の漢方サポート外来では、星野恵津夫医師が積極的に漢方薬を取り入れた治療を行なっています。

抗がん剤による副作用は多様です。全身倦怠感《けんたいかん》のほか、造血機能の低下（白血球や血小板の数が減る）、消化器機能の低下（食欲不振、悪心《おしん》、嘔吐《おうと》）、肝機能障害のほか、口の中やのどの粘膜の炎症、免疫機能の低下、しびれなどの神経症状から筋肉痛、ヘルペスなどがあり、いずれもＱＯＬを大きく低下させます。

がん治療の経験がない方でも、これらをみれば患者さんのつらさはわかるでしょう。せっかくがんをやっつけても、副作用が強すぎて逆に体の免疫力が低下し、がんに立ち向かえなくなる場合もあります。しかし、だからといって抗がん剤治療を拒否することは本末転倒で、まさに命とりになってしまいます。

そこで役に立つのが漢方薬です。

抗がん剤治療の副作用を軽減する漢方薬は約30種類もあり、全身倦怠感には補中益《ほちゅうえっ》気湯《きとう》、造血機能の低下には十全大補湯といった具合に、それぞれに合う漢方薬が明らかになっています（131ページ図参照）。

また、オキサリプラチンの副作用に対しては牛車腎気丸《ごしゃじんきがん》、タキサン系には芍薬甘草湯《しゃくやくかんぞうとう》といった具合に、抗がん剤ごとに合う漢方薬もわかってきています。

たとえば、女性に急増している乳がんは全身性のがんといわれ、再発が起こりやすいため、手術後には抗がん剤治療（タキサン系）がよく行なわれます。しかし、抗がん剤治療では下肢のこむらがえりなどの副作用が起こりやすく、さらに、手術の後遺症による上腕のむくみや筋肉痛に苦しむ患者さんも少なくありません。このようなケースに、芍薬甘草湯が非常によく効く場合が多いのです。

痛みは、がんと闘う体力も気力も喪失させてしまいます。漢方薬が効いてくると、再び元気になり、前向きな気持ちになるものです。これはがん治療において、とても大事なことでしょう。

このほか、放射線治療の副作用にも、漢方薬はよく使われています。

さらに、がんが終末期に入ってくると、むくみや腹水《ふくすい》の改善、不安感の解消にも各種の漢方薬が役立てられます。がんの末期では痛みに苦しむ患者さんもたくさんいますが、上手に漢方薬を使ってあげると、やすらかに死を迎えることができる、と多くの医師はいいます。このことは、がん患者さんのご家族にも知っていただくと、とても有用なのではないかと思います。

こうした「西洋医学の副作用などをやわらげる漢方治療」については、4章でくわしく取り上げています。

がん治療における漢方の役割③
がんを治すための養生

漢方の役割として、3つめに「がんを治すための養生」をあげています。

漢方薬を使うばかりが「漢方」ではありません。養生とは「命を正しく養う」ことで、具体的には食事をはじめとした生活習慣のことをさし、これを正すのも漢方治療の特徴の一つです。

冒頭の症例で、実証の人、体力のある一見、元気な人ががんになりやすいというお話をしました。

不眠不休での仕事。不規則に好きなものばかりを食べ、朝までお酒を飲むような日々。ストレスをあまり感じない実証は精神的にもタフなので、むしろ忙しくないと生きている気がしない、とばかり無茶な生活を送ってきている人が大半です。

その結果としてがんになったのですから、**同じ生活をしていたのでは必ず再発してしまいます。**

また、がんというのはそもそも再発しやすい病気なのです。

わかりやすい例が乳がんで、片側の乳房にがんが発症した場合、もう一方にがんができる確率は2倍以上といわれます。一度、がんができた人は、がんがない人のなんと4倍の確率でがんができることも明らかです。実際、早期のがんで完治したと思っても、またできるという現実を、臨床の現場でしばしば目の当たりにします。

そこで養生を徹底していただくのです。

同じ生活、同じことをくり返していたのでは同じ結果になります。これまでの生活を見直し、規則正しい生活を送る。たっぷりの睡眠も、免疫力を高めるためには欠かせません。このあたりを、患者さんにはきちんと守ってもらいます。

そして、**もっとも大事なのが食事**です。最近は、大腸がんや乳がんのリスクの一つが欧米型の食事であることなど、がんと食事のかかわりについて、西洋医学でも注目されるようになってきました。

漢方の世界では「食養生」といって、食事と病気のかかわりがいわれてきました。栄養は体の細胞を元気にしますが、それはがん細胞にも栄養になるのです。つまり、ある種の食事はがん細胞を元気にする可能性があるので、がんになったら絶対に控えなくてはいけないということになります。

その代表的なものが糖分です。がんの患者さんをみていると、甘いものが好きな方、あるいはそれまで甘いものは苦手だったのに、がんの発病前くらいから甘いものを好むようになったという人が大勢います。

西洋医学的視点からも、がんは甘いものが大好きという事実が明らかです。最悪なのは糖分の摂取といえるでしょう。

また、アイスクリームなどの冷たいものも、がんの棲《す》みやすい環境となります。体を冷やすと免疫力が低下しますが、冷たいものを食べると全身の体温も低下しますので、がんが増殖しやすい環境になります。

私の経験では、がんの手術後に冷たいアイスクリームを食べたくなった患者さんでは、ほぼ間違いなくがんが再発します。早期できちんと病巣を取り切れたのにもかかわらず、です。これではせっかく受けた手術が無駄になってしまいますので、患者さんには口をすっぱくしてこれをやめていただくよう警告するのも、医師としての大事な仕事です。

なお、がん患者さんで糖分を控えた人では、がんの再発率が低く、生存期間も長いうえ、ＱＯＬがよくなることが確認されています。

養生ではほかに、アミノ酸や豆類のとりすぎにも注意してもらいます。実証の人では、全体の摂取カロリーを抑えることも大切です。

なお、がんの食事療法というと、一律に玄米食を推奨することがあります。しかし、玄米食がいいのはあくまでも実証の人に対してです。体力のない虚証の人には、消化の悪い玄米食は向きません。たんぱく質や脂肪なども必要に応じて摂取し、免疫力を高めていく必要もあります。

ここを間違うと治療効果が得られませんので、個別にしっかり指導を行なっています。「がんを治すための養生」については、５章でくわしく取り上げています。

がん治療における漢方の役割④
がんの予防、未病を治すための養生

「がんになりたくない」「家族ががんになったので心配」……。こうした人にぜひ、知っていただきたいのが、漢方における「がん予防のための養生」という役割です。

養生のポイントは、前項で説明した「がんを治すための養生」と重なる部分が多いのですが、がんになる前から食事や生活習慣に気をつけるという点で、得られるメリットは大きいと思います。

がんになるような生活をしている人は、メタボリックシンドロームや生活習慣病などを抱えている人がとても多く、運よくがんの発病が抑えられたとしても、心筋梗塞《こうそく》や脳卒中などで倒れる可能性が高いのですが、養生でこうした病気の発症が予防できるのです。

とくに実証の人は、無理をしすぎることから病に倒れ、短命になりがちです。それでも本人は、「やりたいことをやって死ねれば本望」「太く短く生きるのが理想」などといっています。でも、家族や周囲の人はそれでは困るのです。

養生を徹底すれば、体質はバランスのいい中庸の状態に近づきますから、長生きも夢ではありません。家族全員で養生に取り組むことができれば理想的でしょう。

また、漢方は「未病《みびょう》を治す」ことも非常に得意です。

未病とは、だるい、疲れやすい、食欲がない、など気になる症状が続いているにもかかわらず、検査では異常なしで病気とは診断されなかった。でも、体の不調は消えない……という状態をさします。

漢方では、未病は病気の一歩手前と考えます。

がんになる前にも必ずなんらかの不調が起こるものですが、このサインに敏感に気づき、養生をすれば、がんの発病を抑えることができます。

このことについては、6章でくわしく解説しています。

がん治療における漢方の役割⑤
漢方の考え方を治療全体の戦略に生かす

漢方が、がん治療の戦略を考えるうえで欠かせないことは、くり返しお話ししてきました。

がんの三大療法である「手術・抗がん剤・放射線治療」といった方法ががんと闘う武器であるのに対して、武器を扱う兵士の戦略・戦術の役割を担うのが漢方です。そのくわしい役割については、①〜④で説明してきたとおりです。

また、漢方は古来、患者さん一人一人の体質に合わせたオーダーメイド医療を行なうことで効果をあげてきました。

西洋医学の世界でも抗がん剤の量を調整したり、組み合わせを患者さんのがんのタイプによって変えたりするなど、オーダーメイド的な治療が少しずつ実施されるようになってきていますが、これは漢方の考えがベースになっていると思われます。

西洋医学においても、患者さんの状態に合わせた治療を行なうことで効果が得られることが、理解されるようになってきたのです。

つまり、**がんの治療に漢方を使用する、使用しないにかかわらず、がん治療を効果的に行なうためには「漢方的な考え方」を取り入れることが必要不可欠**といえるのであり、これが「全体の戦略において漢方の果たす役割は大きい」と申し上げるゆえんです。

column 2

免疫力を高める眠り方

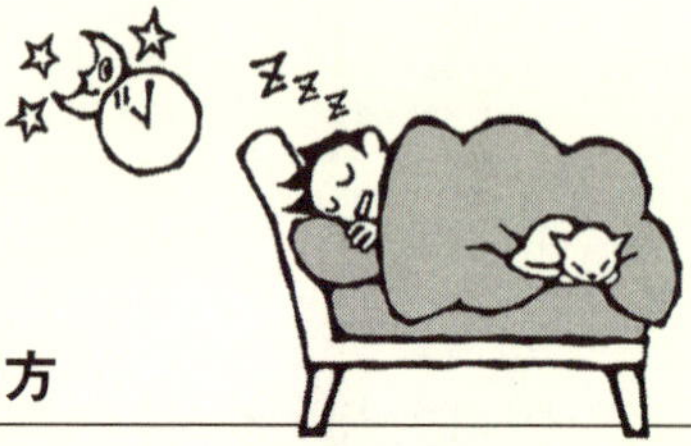

虚証の人は体力がないため、長い睡眠時間を必要とします。しかし実証の人はもともと交感神経が活発なので血圧が高い人が多く、新陳代謝がよいため、短い時間で疲労を取り除くことができます。このため、がんになる前は短時間睡眠であった人が多くみられます。

しかし、がんに打ち勝つための免疫システムを働かせるには、体質にかかわらず、十分な睡眠をとらなくては疲労を取り除くことができません。

短時間睡眠を続けていると、やがて自律神経の働きが狂い、免疫システムに異常が生じてきます。本人は疲れがとれたと感じていても、体の中では異常が起こっているわけで、これを長年続けるとがんの引き金の一つとなりかねません。

免疫力を高めるために必要な睡眠時間は、厳密にいえば7.5～8時間です。たとえ元気な実証の人といえどもこれをきちんと守る必要があり、大事な養生として、最低でもこの時間はきちんと眠るように指導しています。

なお、がんによって起こる痛みによってなかなか眠れない場合は、ときには西洋薬の鎮痛剤、入眠剤を使うことをおすすめすることもあります。薬を使ったとしても眠ることによって得られるメリットのほうが大きい、ということなのです。

第3章

がんそのものに使う抗がん治療としての漢方

漢方で免疫力を高め がんの勢いをとめる

手術でがん病巣を取ったにもかかわらず、がんが再発・転移してしまった、あるいは抗がん剤でがんが縮小したにもかかわらず、予想以上のスピードで再発・転移してしまった、というのはよく聞く話です。

これはなぜなのでしょうか?

がんは見かけ上なくなっても、全身のどこかに残っている可能性が高いからです。検査ですべてのがんがわかれば、本当の意味で、１００%がんを取り切ることができるかもしれませんが、現在の技術ではそれは無理です。

そこでポイントとなるのが、**いかにして残ったがんの勢いをとめるか**という点です。

がんが問題となるのは、たとえば「胃ががんに侵されたら食事ができなくなる」というように、細胞の増殖によって体のさまざまな器官が機能しなくなってしまうためです。

逆にいえば、がん細胞が多少あったとしても、それが体の機能に影響しなければ命をとられることはありません。年をとった人では、がんがあっても進行がゆっくりで、そのまま寿命をまっとうできることがけっこうありますが、これと同じと考えればいいでしょう。

そこで漢方の出番、ということになります。

体には、できたがん細胞を排除する免疫力が備わっています。ご存じのように、健康な人にも日々、がん細胞はできており、これが死滅するのは免疫細胞を中心とした体の免疫力の働きです。

たとえば、免疫細胞のリンパ球の一種である「CTL」もその一つで、特定のがん抗原（TAA）を認識して、がん細胞をただちに殺します。加齢や食事、生活習慣などさまざまな要因によって、こうした免疫力が十分に働かなくなり、がんになってしまうと考えられます。

しかし、がんになってしまってからも、こうした免疫力は働いているのです。**漢方でこの免疫力を高めてやると、体に残っているがんの増殖を抑えることができます。よく効く場合は進行がストップ**します。

漢方薬の中には、実際にCTLの数を増やす効果が確認されているものが数多くあります。また、漢方の一種である鍼灸《しんきゅう》にも免疫力を高める働きがあるので、これが合う患者さんにとても効果的です（参考までに、私自身が関係した漢方薬と免疫、がんに関する論文のリストを巻末に掲載しています)。

私の診療所にやってくる患者さんは、すでに西洋医学で手を尽くし、それでもがんが再発・転移してしまった方がほとんどです。

しかし、漢方によって進行がゆるやかに、あるいはストップして5年、10年と生きているケースがたくさんあります。また、がんを抱えた状態で、天寿をまっとうした患者さんも少なくありません。最後まで希望を捨ててはいけないのです。

現代医学は日々、進歩しています。**漢方で時間かせぎをしている間に、新しい抗がん剤などが登場する可能性は大いにあります。**最新の西洋医学を受けることで、さらにがんを制圧できる可能性は高いので、そのような場合はできるだけそうした治療を受けることをすすめています。

このことは、漢方と西洋医学の組み合わせ療法の大きなメリットといえるでしょう。

たとえ早期がんでも漢方治療は行なうべき

がんであることがわかったら、できるだけ早く漢方治療を行ない、手術や抗がん剤治

療の前から飲んでもらうことが大事です。

それは、たとえ早期がんであっても同じです。

早期がんが見つかって、主治医から、「1カ月先に手術をしましょう」といわれたとしましょう。患者さんが、「この間にがんが進行しないのでしょうか?」と聞くと、「1カ月くらいでは進行しませんよ」といわれます。

たしかに見かけ上はそうですが、その間にもがん細胞は自らの仲間を増やそうと画策しているわけで、それに備えた治療は非常に意味があります。

また、次章にも出てきますが、西洋医学の治療は強力な分、体に負担がかかります。そのために免疫力が下がることになれば、治療効果が得られなくなってしまいますから、漢方で治療に耐えられる体をつくっておくこともとても大切なのです。

同じ病気でも体質によって使う漢方薬が違う

実際に使う漢方薬には、さまざまなものがあります。

西洋医学の治療では、花粉症には抗アレルギー薬、便秘には下剤、といったように病名ごとに使う薬が決まっています。がんの治療においても、がんの種類や進行度によって多少の差はあれ、実施する手術の方法や抗がん剤の種類は決まっています。

しかし漢方では、一人一人の体質によって使う薬を決めます。

体質が病気の大きな原因にもなっているという考え方から、その人の体質に合う薬を処方することで患者さんの体質が改善され、それによって病気が治癒していく、という考え方なのです。

ですから、漢方専門の医師が診察している病院では、同じ花粉症でも患者さんごとに出される薬が違います。

これは、がん治療においてもまったく同じです。あとに述べる養生についても、体質によって合う方法が違うので、この点をよく注意してください。

では、漢方でいう「体質」について、1・2章でも軽く触れましたが、もう少しくわしく説明していきましょう。

漢方では、体質を大きく実証《じっしょう》・中庸《ちゅうよう》・虚証《きょしょう》の3つに分類しています。このうち、健康なのは中庸だけで、実証、虚証とも漢方では未病《みびょう》の状態ととらえ、治療や養生の対象となります。

頑強で無理がきく実証
虚弱で体力がない虚証

実証は、頑強でエネルギッシュなタイプです。いつも元気があって、無理がきき、食欲も旺盛です。深夜、ラーメンを食べているのもほとんどが実証。お酒も強いことが多く、明け方まで飲んでもちょっと休めば回復してしまいます。また、寝食を忘れて仕事に取り組めるのも実証の特徴。食事を1食や2食抜いても、やるべき仕事に集中できます。

実証とは正反対に、体力がなく、疲れやすいのが虚証です。食も細くて、風邪など感染症に弱いという特徴があります。徹夜で仕事をすれば、翌日は頭がぼーっとしてたいへんです。お酒もすぐに酔っ払ってしまう人が多いでしょう。食事を抜いたら、お腹がすいてとても仕事に集中できません。

ですから、虚証を部下に持ったら大変です。食事時間をきちんと与えないと仕事に集中できませんし、それ以前に、「お腹がすきました」と不満をたらたらいい始めることでしょう。その点、実証の部下は、大量の仕事を与えても文句もいわず、食事もとらずにこなしてくれるので、とても頼りになります。

まさにデキる人の典型が実証。「憧れの実証」ともいえますが、先ほどから申し上げているように、無理のききやすい実証はがんになりやすい。がんの患者さんをみていると、10人中9人が実証です。メタボリックシンドロームも圧倒的に実証が多く、心筋梗《こう》塞《そく》や脳卒中などの突然死に倒れやすいのも実証です。

一方、虚証の人は体力がないため、風邪などにかかりやすく、また、ちょっと無理をすると、「だるい」「頭が痛い」「胃の調子が悪い」などの不調が出てきます。このため、実証のようにバリバリ働くことができません。結果的に規則正しい生活を送っている人が多いので、がんになりにくいのです。

虚証でがんになる人というのは、女性で介護と仕事、育児を抱えている、過酷な労働環境に身をおいている、など、実証的な生活をしている人がほとんどです。

ただし虚証の場合は、がんになっても治りやすい。非常に予後がいいのです。

私の診療所にやってくるのは、「手遅れといわれて、手術も抗がん剤も使えません」「大学病院でもう治療法がないといわれました」といった末期がんの患者さんがほとんどです。

こうした中でも漢方だけで治るような人がときどきおり、私の経験上、治癒した患者さんは全員が虚証です。虚証は、がんの進行も遅いのです。ですから、虚証の患者さんがやってくると、「しめた」と思います。

しかし、虚証は、抗がん剤などの強い治療には副作用が出やすく、体が耐えられないことが多いのです。だからこそ、漢方においては体力を補ってあげる治療が欠かせません。虚弱な人は、風邪薬やアレルギーの治療薬でも副作用が強く出てしまうことがありますが、あれと同じです。

一方、実証の患者さんは、がんの治療を開始したばかりのときは、むしろエネルギーを抑える瀉剤《しゃざい》などの漢方薬が向きます。実証はがんの進行も早いので、漢方のほかに西洋医学の最新治療や効果が期待できそうな代替医療など、さまざまな手法を考えていかなければなりません。

この方法についてはは本書でくわしく述べていきますが、**実証か虚証かによって、がんの治療法も大きく異なる**ということがポイントです。

なお、自分がどの証かという診断は専門医にやってもらうのが望ましいのですが、次ページのチェック表で、ある程度の予測はできます。まだがんになっていない健康な方も、チェックしてみることをおすすめします。チェックで出た証を参考に、6章のがん予防、未病対策を行なってください。

B	どちらともいえない
☐ やせているまたはむくみやすい	☐
☐ 顔色は青白い	☐
☐ 目の大きさが違う、口端の高さが違うなど非対称	☐
☐ 低め	☐
☐ 小さく弱々しい	☐
☐ 食事を抜くと何もできない	☐
☐ 食は細く、食べるのが遅い	☐
☐ 動きづらい。しばらくの休憩が必要	☐
☐ 敏感に気づく	☐
☐ 夏バテする。冷え性。春秋に体調が乱れる	☐
☐ 苦手。下痢や腹痛など体調を崩しやすい	☐
☐ ない	☐
☐ 遅い。疲れやすい	☐
☐ 短いと疲れがとれない	☐
☐ つらくてしかたがない。ときには寝こむ	☐
☐ しょっちゅう引く	☐
☐ 狭い	☐
☐ 消極的	☐
☐ 規則的	☐
☐ 湯船につからないと温まらない	☐
☐ スローテンポの曲	☐
個	個

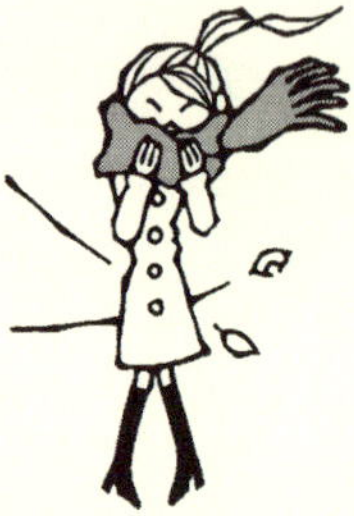

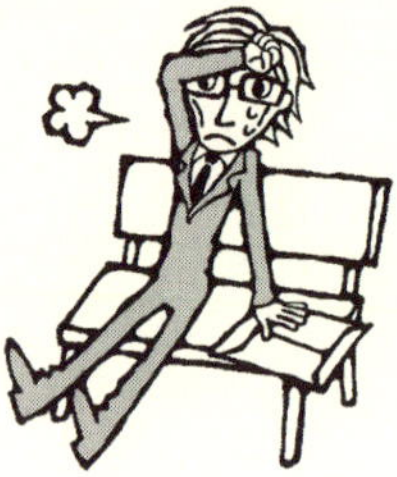

☑ **Bが11個以上**——虚証の傾向あり
☑ **Bが16個以上**——虚証に傾いた未病
☑ **A・Bともに10個以下**——現在は中間証

あなたの体質チェック表

質問	A
1 体の状態は?	□ 筋肉質で栄養状態は良好
2 顔の色つやは?	□ 顔色がよい
3 顔の左右のバランスは?	□ どちらかといえば対称
4 血圧は?	□ 高め
5 声の出方は?	□ 太くて力強い
6 忙しいときの食事は?	□ 一食抜いても平気
7 食欲は?	□ 旺盛で、食べるのが早い
8 食後はすぐに動ける?	□ 動ける
9 体の異変にすぐ気づく?	□ 他人に指摘されたり検査するまで気づかない
10 季節の変わり目の体調は	□ とくに変化なし
11 冷たい食べ物や飲み物は好き?	□ 好き。食べても体調に変化は現れない
12 体力に自信は?	□ ある
13 疲労の回復力は?	□ 早い。疲労も感じにくい
14 睡眠時間は?	□ 短くても支障なし
15 徹夜明けの体調は?	□ ほぼいつもどおり
16 風邪を引くことは?	□ めったに引かない
17 行動や交友範囲は?	□ 広い
18 物事に対する姿勢は?	□ 積極的
19 生活のリズムは?	□ 不規則
20 お風呂に入ったときの体の温まり方は?	□ シャワーだけでも温まる。長風呂をするとだるくな
21 音楽の好みは?	□ ビートのきいた激しい曲
合計(○の数)	個

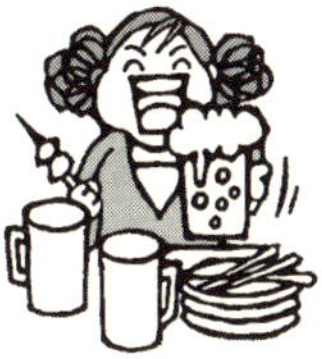

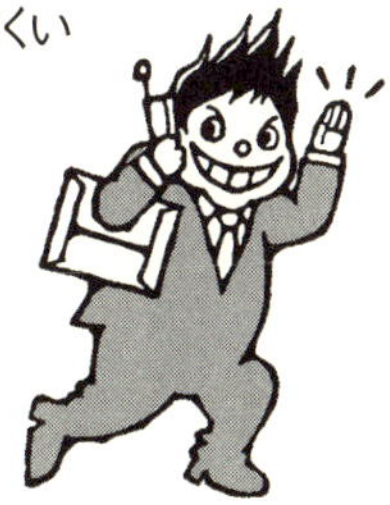

あなたの体質は?
☑ **Aが11個以上**——実証の傾向あり
☑ **Aが16個以上**——実証に傾いた未病

「気・血・水」の乱れが病気につながる

漢方には、虚実のほかにもう一つ、「気《き》・血《けつ》・水《すい》」という考え方があり、気・血・水の乱れが病気の原因になっているととらえます。

気・血・水のどれか一つでも乱れがあれば、体に変調が起こります。ご本人も家族も気づかない段階のものですが、漢方医学的に診断すれば、異常が見つかるのです。がんになる前にも、こうした兆候が現れやすいものです。

さらに気・血・水のうち、2つ以上に乱れがあればすでに病気を発症しているか、明らかな不調を患者さんが感じていることがほとんどです。がんを発症した場合も、多くの場合は2つ以上の乱れがあります。

ですから**漢方では、気・血・水のバランスをよくする治療を行ないます**。実際の処方は、気・血・水のどこに異常があるかと、患者さんの証（虚実）によって決められていきます。

気・血・水は、西洋医学の神経、免疫、内分泌という概念に近いものですが、もう少し広い意味があります。

まず「気」は、生命を維持しようとする基本活力のことで、「ものを食べることを含む消化・吸収機能と、これをつかさどる神経機能の総称」とみなすことができます。消化吸収機能と自律神経機能は生体のもっとも基本的な要素で、生命活動の土台となり、体内のすべての器官や組織に影響をおよぼします。

気の次に重要なのが、生体を防御する機能です。細菌などの外敵からの防御機能は生体に欠かせず、これがしっかりしていないと生存できません。「水」は、この生体防御機能に関与するものです。

栄養も満たされ、生命が維持されれば、次にはその生命の内部環境をより快適なものにしなくてはなりません。生命内部の調整系にかかわるのが「血」です。

血は、血液・ホルモン成分などを含めた液性の身体構成部分と、それを循環させる対応の総称です。

血の動きによって気と水の機能を統合し、体内でさまざまに微調整して生命の状態をよりよくするもので、「循環器（心臓・血管系）や内分泌系の機能の総称」とみなすことができます。月経不順など婦人科の病気では、必ずといっていいほど血の異常がともなっているのが特徴です。

暴飲暴食や偏った食生活、過度の飲酒や過度のセックス、肉体疲労などの不摂生や不養生が気・血・水を害するといわれています。とくに、偏った食生活は栄養素からつくられる気・血を変調させるため、注意が必要です。

実証の人の早期がんには体にたまった毒を排出する瀉剤

ここからは、がんの漢方治療についていてどんなことを行なっているか、具体的に説明していきましょう。2章と重なる部分もありますが、ご勘弁いただければと思います。

まず、患者さんのがんが比較的早期のもので、これから手術や抗がん剤治療を行なうという場合、実証の人に対しては「瀉剤《しゃざい》」と呼ばれる漢方薬を使います。

瀉剤の「瀉」は「吐く」「もらす」という意味で、体にたまった悪いものを出すという意味です。

実証の人は、体が元気な分、がん細胞の勢力も強力です。それだけにがんの進行も早いので、瀉剤でこれを抑えるのです。いわば「ブレーキ」の役割といえますね。

瀉剤を服用すると、下痢なども起こすことがあります。

初期のがん治療に応用される瀉剤

実証の人には	大承気湯《だいじょうきとう》	大柴胡湯《だいさいことう》
	調胃承気湯《ちょういじょうきとう》	桃核承気湯《とうかくじょうきとう》
	大黄牡丹皮湯《だいおうぼたんぴとう》	三黄瀉心湯《さんおうしゃしんとう》
	防風通聖散《ぼうふうつうしょうさん》	茵蔯五苓散《いんちんごれいさん》
	柴胡加竜骨牡蠣湯《さいこかりゅうこつぼれいとう》	紫根牡蠣湯《しこんぼれいとう》
	大青竜湯《だいせいりゅうとう》	通導散《つうどうさん》
	利膈湯《りかくとう》	折衝飲《せっしょういん》
	茵蔯蒿湯《いんちんこうとう》	
やや実証の人には	続命湯《ぞくめいとう》	十六味流気飲《じゅうろくみりゅうきいん》

実際、瀉剤として使われる薬は桃核《とうかく》承気湯《じょうきとう》、折衝飲《せっしょういん》、大柴胡湯《だいさいことう》、茵蔯蒿湯《いんちんこうとう》など、便秘の治療薬として使われているものもたくさんあります。便と一緒に体にたまった余分なエネルギーを出すという点で、理にかなっているのです。

また、瀉剤を服用すると、肥満が解消されることもあります。瀉剤の防風通《ぼうふうつう》聖散《しょうさん》は、肥満やメタボリックシンドロームの治療薬としても広く使われていますが、これも薬に含まれる「たまったものを排出する」効果です。

虚証の人であれば、がんになる前に体調に変化を感じることがけっこうあります。しかし、実証の人ではそうしたことはまず、ありません。

このため、がんと気づかないまま、猛烈な仕事ぶりを続け、かなり進行した状態でようやく見つかるということがよくあります。当然、早期のがんでは「自分ががんなんて信じられない」とそれは元気で、当初は落ちこんでいても、また、もとの生活にもどっていってしまうことも少なくないのです。

それでも、瀉剤を服用していると、次第にその意欲が低下します。「調子が悪くなった」と感じる人もいるようですが、そうではなく、これは過剰なエネルギーが落ちて、正常に近くなってきたことを意味します。

なお、手術や抗がん剤治療のあとは、体力が低下します。治療前から瀉剤を服用していればなおのこと、実から虚に近づいていくわけです。

そこで、この段階からは補剤《ほざい》といって、体を補う漢方を使います。これについては次の項で説明します。

虚証の人にはアクセルの役割を担う補剤

補剤とは生命活動を補う薬剤であり、余分なものを体外に排出させる瀉剤とは正反対

がん治療に応用される補剤

補気《ほき》（消化吸収の促進）に使われる補剤 基本の処方＝四《し》君《くん》子《し》湯《とう》	補《ほ》中《ちゅう》益《えっ》気《き》湯《とう》 半《はん》夏《げ》白《はく》朮《じゅつ》天《てん》麻《ま》湯《とう》	加《か》味《み》帰《き》脾《ひ》湯《とう》 啓《けい》脾《ひ》湯《とう》
補血《ほけつ》（造血機能の促進）に使われる補剤 基本の処方＝四《し》物《もつ》湯《とう》	十全《じゅうぜん》大《たい》補《ほ》湯《とう》 芎《きゅう》帰《き》調《ちょう》血《けつ》飲《いん》	人《にん》参《じん》養《よう》栄《えい》湯《とう》 温《うん》経《けい》湯《とう》
鎮痛と新陳代謝促進に使われる補剤（附子剤《ぶしざい》）	牛《ご》車《しゃ》腎《じん》気《き》丸《がん》 大《だい》防《ぼう》風《ふう》湯《とう》	八《はち》味《み》地《じ》黄《おう》丸《がん》 桂《けい》枝《し》芍《しゃく》薬《やく》知《ち》母《も》湯《とう》

の働きをする漢方薬です。瀉剤がブレーキとすれば、補剤はアクセルの役割を担っています。

実証の人でも、手術後や抗がん剤治療を受けたあとからは、体力が落ちて体が虚に傾いていくので、補剤にかえていくことが多くなります。

虚証のがんの人に対しては、最初から補剤を使います。体力のない虚証の人に瀉剤を使うことは、エネルギーを低下させてしまうことにつながり、かえって逆効果だからです。

補剤には先ほど説明した、体の気・血・水のめぐりをよくする作用もあります。また、食べ物の消化吸収をよくする働きもあります。

乳房など消化器以外の部位の手術であっても、術後に食欲が落ちることは多くあります。外科手術は体にメスを入れるので体力が低下し、また術後の痛みなども食欲を阻害する原因の一つになっているのでしょう。

しかし、補剤を使っていると食欲がわいてきます。

がんとの闘いには体力も必要ですから、補剤で体を元気にすることはとても大事なのです。

十全大補湯にはがんの転移を抑制する効果が

補剤の中でも科学的根拠が明らかになってきている薬の一つに、十全大補湯《じゅうぜんたいほとう》がありま す。がん以外にも、全身倦怠感《けんたいかん》や食欲不振、貧血などに広く使われており、名前を聞いたことがある方も多いでしょう。

この十全大補湯には、がんの転移を抑制する効果も確認されています。マウスを使った実験では、肝転移抑制作用を確認したことが報告されました。

具体的には、肝臓にがんのあるモデルマウスを2つの群に分け、強力な抗がん剤であるシスプラチンを静脈注射した群と、十全大補湯をえさにまぜて投与した群で比較した結果、どちらにも転移の抑制効果は確認されましたが、十全大補湯投与群で肝転移の数が少なかったという結果が出たのです。

しかも、シスプラチンを注射したマウス群では転移が抑制されていたものの、6匹中3匹が死亡し、生き残ったマウスも著しい体重減少がみられたといいます。これに対し、十全大補湯投与群では、そのような副作用はみられませんでした。

漢方は長い歴史がある伝統医学であり、がんの処方についても、経験の蓄積という意味で、それぞれの効果については立証されているといえます。しかし、科学的な手法でその効果を確認していくこともたいへん重要です。

こうした研究が進んでいることから、日本の漢方は世界からも注目されつつあります。

漢方は副交感神経の働きを高め免疫力をアップさせる

漢方薬の効果が出始めると、体にはさまざまな変化が起こってきます。

便通がよくなる、尿の出がよくなる、などです。血圧が下がる、体温が上昇する、脈拍が下がる、なども効いている兆候です。さらによく眠れるようにもなります。

これらは薬が効いていると同時に、副交感神経の働きが活発になって免疫力がアップしている証拠でもあります。逆にいえば、どんなに効果があるといわれている薬でも、脈拍、血圧、便通、基礎体温に変化がなければ、それは自分には合わない薬です。

最近ではずいぶん知られるようになった「副交感神経」という言葉ですが、あらためて少し説明したいと思います。

副交感神経は自律神経の一種です。私たち人間の体は、自分の意志とは無関係に自律神経によってあらゆる臓器に命令が送られ、コントロールされています。たとえば、寝ている間に息がとまらないのも、自律神経の働きによるものです。

自律神経には、大きく分けて2つの神経伝達ラインがあります。一つは血液の流れをつかさどり、おもに体を活動に適する状態にさせる役割を持つ交感神経、もう一つは食べ物の消化や排泄などをつかさどり、おもに体を休息、回復させる役割を持つ副交感神経です。

意識ではコントロールできない自律神経ですが、人間にはこのバランスが非常に重要です。

昼間は交感神経が優位になり、体が活発に働きますが、これは動物としては食物を獲

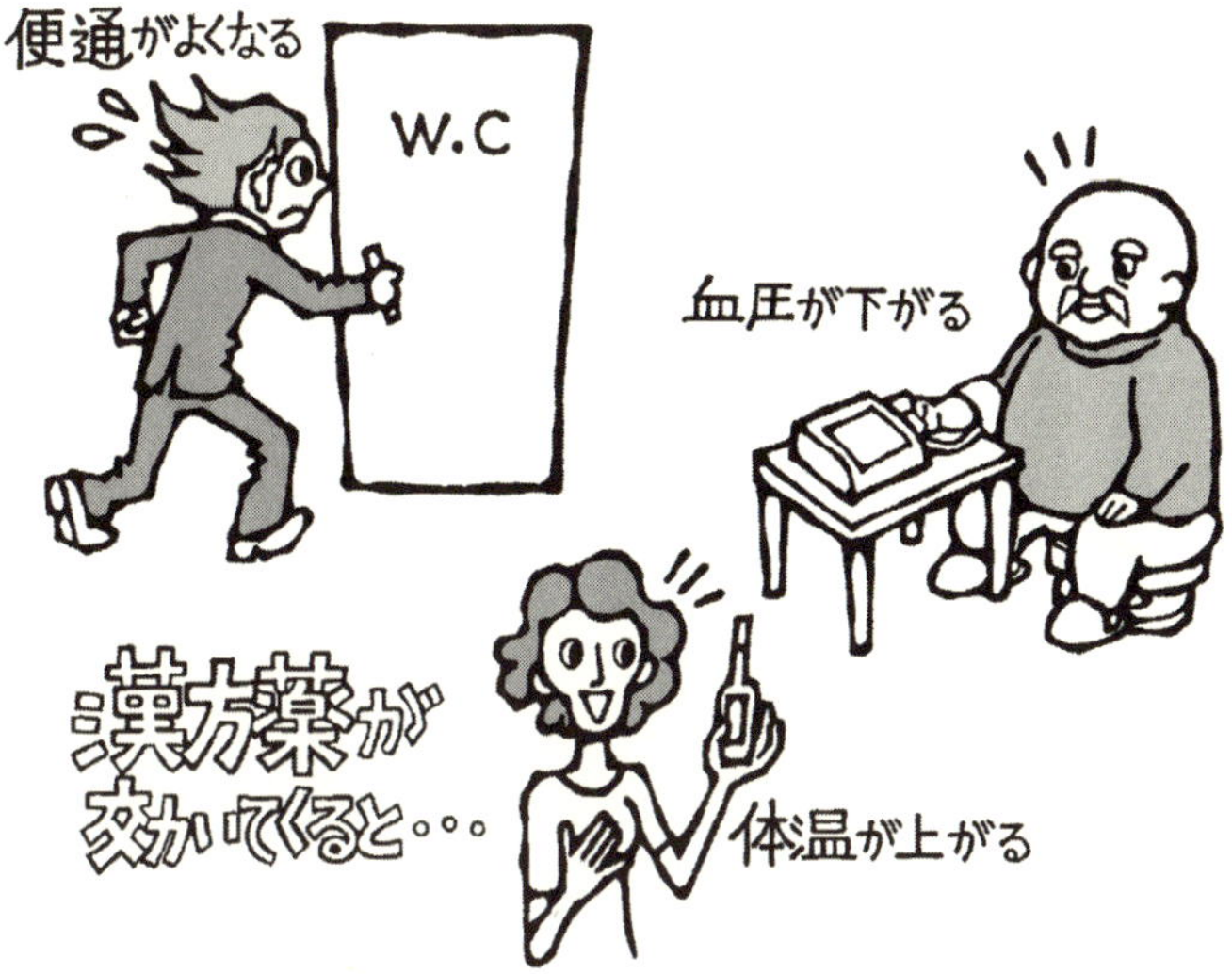
便通がよくなる
W.C
血圧が下がる
漢方薬が効いてくると…
体温が上がる

得したり、闘ったりするために不可欠なものです。しかし、こうして旺盛に活動を行なうと、エネルギーが消耗します。そこで、夜は副交感神経が優位になります。夜になると眠くなるのはこのためです。

さて、がんの治療においては、後者の「副交感神経」が非常に重要になってきます。

体を休息させる副交感神経は、免疫力と深くかかわっています。副交感神経が正常に働いているからこそ、免疫力が正常に機能するのです。

がんになりやすい人というのは、日頃から交感神経の働きが活発で、体の休息がなかなかできない人たちです。がんになりやすい実証の人を思い浮かべていただければわかりますが、血圧が高く、朝から元気、眠るのも短時間、という人が多いのです。

免疫力をあげるポイントの一つが、副交感神経の働きをよくすることであることは明白ですが、西洋薬にはそうした薬はありません。自律神経の狂いから生じている肩こりやめまいに対し、適切な治療ができない現状は、みなさん実感していることでしょう。

この点、**漢方薬は、副交感神経の働きを高めることが得意**な手法といえるでしょう。

漢方といえども結果がすべて

漢方薬が効いてくると、体にさまざまな変化が現れると申し上げました。

問診では、最初に薬を処方してから2週間以内にまた来院していただき、患者さんに細かくこうした変化について聞いていきます。患者さんには、家で血圧を測定してもらい、体温計で体温を測定してもらうといった具合にチェックして、その数値をみせていただきます。

こうした変化がすべてもたらされれば理想的です。少なくとも2項目以上に変化がみられれば、副交感神経はかなり活性化されており、抗がん作用が充分に期待できる状態といっていいでしょう。

逆に何の変化もない場合、薬が効いていない可能性があるので、別の処方に変更することを考えます。

「漢方は効くまでに時間がかかる」

「効いていても、その効果は客観的な指標としてみえてこない」

漢方にはこうしたイメージが強いと思います。

しかし、西洋薬と同じように、漢方といえども結果がすべてです。

この本をご一読いただいた方では、最寄りの漢方専門医にがん治療の相談に行かれる方も多いと思います。そこではどうか、薬の効果についてきちんと主治医に確認するようにしてください。信頼できる漢方専門医であれば、患者の疑問にきちんと答えてくれるはずです。

免疫力をあげる鍼灸も組み合わせると効果的

適度なストレスは体を活性化し、抵抗力を高める刺激剤となります。

鍼《はり》や灸は、皮膚または筋膜などに刺激というストレスを与え、さまざまな病気を改善しようという技術であり、漢方の一環です。鍼灸は、戦国から後漢（紀元前5〜3世紀）にかけての中国において成立し、その後、東アジア各国で発展しました。

現在、日本において鍼灸は、柔道整復《せいふく》（柔整、整骨、ほねつぎ）、あんま、指圧、マッサージと並んで国家資格となっています。資格の取得者は、こうした施術によって医療行為を行なうことが法的にも認められ、一定の条件を満たせば保険の適応を受けることもできます。

鍼灸には副交感神経の働きをアップさせる作用があり、がんの治療に取り入れると有効であると考えられます。

鍼灸の効果は世界的にも注目されており、アメリカではがんに対する代替医療としての効果について、科学的な検証が行なわれています。また日本では、痛みに対する治療法として、国立がんセンター中央病院の緩和医療グループで鍼灸が行なわれています。

皮膚や筋膜には、副交感神経系のレセプターが密集しています。鍼灸で俗に「ツボ」と呼ばれているものは、漢方で経穴《けいけつ》といいます。

経穴は人体に360個以上あり、経絡《けいらく》という線によって結ばれています。**経絡は、「気・血・水」のうち「気」がめぐる道なので、経穴を鍼や灸で刺激すると「気」の働きも**

よくなるのです。

鍼灸では、漢方薬の処方を決めるときと同じように、患者さんの証を診断します。そのためには、患者さんの顔色など全身を診る「望診《ぼうしん》」、お腹を触ったり（腹診《ふくしん》）、脈を診たり（脈診《みゃくしん》）といった、いわゆる漢方医学的診断も欠かせません。

とくに脈診は、鍼灸治療において非常に重要視されます。次項でくわしく述べますが、この診断をきちんと時間をかけてやってくれるかどうかも、よい鍼灸師を選ぶポイントの一つといえるでしょう。

診断によってどこの経絡に異常があるかを判断し、証がわかったら、この証に合う経絡を調整していきます。ですから、当然ながら、同じ病気や症状であっても、刺激する経絡の場所は異なります。

体の外側を刺激する鍼灸に対して、漢方薬は、口から入って腸の粘膜から消化・吸収されます。吸収された有効成分が自律神経に働き、各種のホルモンに作用します。また、腸管には体の免疫細胞の90％が存在しており、漢方薬がこの腸管に作用することで、がんを攻撃するリンパ球が活性化されます。

このように、体の外側と内側の双方向から刺激することにより、全身の免疫力を総動員させる働きが期待できるのです。

信頼がおける鍼灸師の見極め方とは？

日本で誕生し、歴史のある日本鍼は、「的確に異変のあるツボを見つけ出す技術が高いこと」「全身のツボにごく微細な鍼刺激を行なうこと」が特徴です。細く浅い鍼をさすことで、副交感神経の働きが刺激されます。逆に、太い鍼で深くさす方法は、交感神経を刺激します。

したがって、太くて深い鍼のほうが効く場合でも、最初から強い刺激は行なわないのが一般的です。

体力が虚弱な人、慢性痛のある人に、最初から深くさしたり、太い鍼を用いたりする鍼灸師は、がんの患者さんに限らず、一般の方も避けたほうがいいでしょう。いわゆる「中国鍼」と称するものや、最初から電気刺激を加えるような治療は問題があります。

鍼治療は一種の手術に値するものです。何より清潔さが要求されます。鍼灸師の態度や服装はもちろん、治療室もよく整理整頓されていなければなりません。

手や鍼の清潔さが完全で、たとえ個人専用の鍼でも、オートクレーブという滅菌装置で高圧滅菌するか、または使い捨ての鍼を使用するべきで、そうでない場合は治療を受けるべきではありません。不潔な鍼を介して、肝炎ウイルス、エイズウイルスなど、多くの病気に感染するおそれがあるからです。

鍼灸師は、高校卒業後3年間、鍼灸の専門学校で勉強したあとで国家試験に合格すれば、独立して治療院を開設することができます。しかし、卒業後の研修施設や生涯学習プログラムも限られているのが現状です。

その点、地域の医師や病院、鍼灸院の勉強グループに参加している鍼灸師は、チーム医療の視点を持っており、「信頼がおける」と考えられます。

鍼灸治療を受ける場合は、できれば漢方の専門医がいて、薬の処方と鍼灸を両方みてくれる施設がおすすめです。または漢方専門医に相談のうえ、医師や病院と連携して治療ができる鍼灸師を紹介してもらいましょう。

基本の処方に免疫力を高める生薬を追加

漢方薬は、根や花など植物のさまざまな部分や、鉱物、貝殻といった生薬《しょうやく》からできています。生姜《しょうが》、小麦、シソの葉など身近な食材も生薬の一つで、これらの生薬を何種類か組み合わせてできたものが漢方薬です。

たとえば、風邪薬や肩こりなどに広く使われる葛根湯《かっこんとう》は、葛根、いわゆる「くずの根」が中心となり、その働きを助ける生薬、働きが過剰にならない生薬などが決まった割合で配合されています。

じつは、**こうした基本の処方に、免疫を高める働きのある生薬をさらに加えると、副交感神経の働きがさらにアップする**効果が期待できます。

たとえば、烏薬《うやく》（クスノキ科テンダイウヤクの根を乾燥させたもの）は不老不死の薬として、中国では古くから知られています。

天花粉《てんかふん》は、ウリ科のキカラスウリまたはオオカラスウリの皮層を除いた根を乾燥したもので、ベビーパウダーの原料にもなっていますが、消炎、解熱、鎮咳《ちんがい》作用のほかに、抗腫瘍作用もあることが知られています。

また、薬理学の研究により、黄芩《おうごん》、印度蛇木《いんどじゃぼく》、烏薬、紅花《こうか》などには、「ＨＳＰ産生誘導活性」といって、免疫を賦活《ふかつ》させる（活性化させる）作用があることが確認されています（巻末の参考資料〈原著〉の52・56～58番は、私たちのグループによるＨＳＰに関する論文です）。

基本の処方に加えて免疫力を高める生薬

烏《う》薬《やく》	約8g	黄《おう》芩《ごん》	約4g
菊《きく》花《か》	約6g	麻《ま》子《し》仁《じん》	約4g
天《てん》花《か》粉《ふん》	約4g	印《いん》度《ど》蛇《じゃ》木《ぼく》	約2g
黄《おう》連《れん》	約4g	黄《おう》耆《ぎ》	約6g
紅《こう》花《か》	約5g	胡《こ》黄《おう》連《れん》	約3g
艾《がい》葉《よう》	約4g	大《だい》黄《おう》	約3g
延《えん》胡《ご》索《さく》	約4g	芒《ぼう》硝《しょう》	約3g
蒼《そう》朮《じゅつ》	約4g	晋《しん》耆《ぎ》	約6g

※g数は応用する目安

ＨＳＰは「Heat shock protein」の略で、日本語では「熱ストレス蛋白《たんぱく》」と呼ばれます。

細胞の生存にとって有害な侵襲《しんしゅう》が加わった場合、細胞が自らを守るために産生する一群のたんぱく質で、これを活性化させるのがＨＳＰ産生誘導活性です。

そこで私は、患者さんの証に合わせて、加えたほうがよいと思われる生薬があれば、これを追加していきます。

最近は漢方薬も、「エキス剤」といって、生薬の濃縮成分を粉末にして1回分ずつ袋につめた形状のものが普及しています。軽い病気や症状については手軽なエキス剤で十分だと思いますが、がんの治療においてはやはり、生薬を自分で煮出してつくる煎《せん》じ薬がベターです。

生薬を追加する方法も煎じ薬だからこそできるのであり、これこそ、オーダーメイドといわれる漢方薬のよさを十分に引き出すことのできる治療といえるのです。

代表的ながん別の漢方処方

漢方治療では証に合わせて薬を決めるのが基本ですが、全体をとおして「このがんにこの漢方薬が向く」という傾向はあります。

そこで、この章の最後として、がん別の漢方処方について、代表的なものをご紹介します。

ただし、何度も申し上げているように、最終的に処方を決めるときは漢方専門医に相談して、体質を考慮するようにしてください。

代表的ながん別の漢方処方

	実証の人には	中間の人には	虚証の人には
甲状腺がん	柴胡加竜骨牡蠣湯《さいこかりゅうこつぼれいとう》	十六味流気飲《じゅうろくみりゅうきいん》	加味帰脾湯《かみきひとう》
乳がん	紫根牡蠣湯《しこんぼれいとう》	五積散《ごしゃくさん》	温経湯《うんけいとう》
胃・食道がん	調胃承気湯《ちょういじょうきとう》	半夏瀉心湯《はんげしゃしんとう》、利膈湯《りかくとう》	六君子湯《りっくんしとう》
肺がん	大青竜湯《だいせいりゅうとう》	柴朴湯《さいぼくとう》	人参養栄湯《にんじんようえいとう》
肝臓がん	茵蔯蒿湯《いんちんこうとう》、大柴胡湯《だいさいことう》	小柴胡湯《しょうさいことう》	補中益気湯《ほちゅうえっきとう》
膵臓がん	茵蔯五苓散《いんちんごれいさん》	続命湯《ぞくめいとう》	十全大補湯《じゅうぜんたいほとう》
大腸がん	大承気湯《だいじょうきとう》	潤腸湯《じゅんちょうとう》	啓脾湯《けいひとう》、大建中湯《だいけんちゅうとう》
子宮がん	大黄牡丹皮湯《だいおうぼたんぴとう》	通導散《つうどうさん》	当帰芍薬散《とうきしゃくやくさん》
腎・前立腺がん	六味丸《ろくみがん》	柴苓湯《さいれいとう》	八味丸《はちみがん》
骨転移	—	牛車腎気丸《ごしゃじんきがん》	桂枝芍薬知母湯《けいししゃくやくちもとう》

column
3

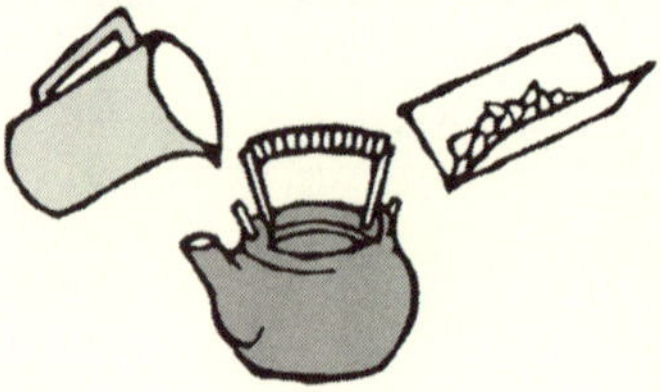

漢方薬の煎じ方

煎《せん》じ薬とは、生薬《しょうやく》に含まれる有効成分を熱湯で抽出した内服用の水剤（のみ薬）のこと。生薬に含まれる成分をお湯で煮出すことを「煎じる」、刻んだ生薬を煎じて生薬の成分を煮出した液を「煎じ液」といいます。

がん治療に使う漢方薬は、患者さん個人に合わせたオーダーメイドの薬剤ですので、煎じ薬が向いています。また当然ながら、加工されたエキス剤よりも煎じ薬のほうが薬の有効成分も多いので、その分、効果が期待できます。

煎じ薬をつくるのは、思ったほど手間ではありません。

まず、土瓶やホーロー鍋に、1日分ごとに分包してある漢方薬を入れます。鉄製や銅製のものですと、生薬の成分と化学反応を起こして成分が変化してしまうことがあるので、避けてください。

ここに生薬の20倍量の水を入れて、火にかけます。この20倍量という点がポイントで、これ以下やこれ以上の量だと抽出の効率が低下してしまいます。

この状態で弱火で30～40分火にかけ、煮つめます。1時間以上煎じると有効成分が壊れてしまうので注意しましょう。できあがったら、煎じかすを取り去った煎じ液を、1日に2、3回に分けて空腹時に飲みます。1日の量をきちんと飲みきることが大事です。

第4章

西洋医学の副作用などをやわらげる漢方治療

漢方薬で西洋医学の副作用や後遺症をやわらげる

手術、抗がん剤治療、放射線治療などの治療を受けたがんの患者さんは、気力が低下し、さまざまな副作用や後遺症に苦しめられます。

症状は、痛みやしびれ、呼吸困難、口の渇き、吐き気、げっぷ、しゃっくり、かゆみ、不眠などじつに多彩です。

しかもこうした症状の原因は、精神的なストレスも含め、さまざまなことが折り重なっています。つまり、何が原因で起こっているのかはっきりしないため、西洋薬では対処が難しいことが多いのです。

そこで、近年、漢方薬を使って症状をやわらげる取り組みが、積極的に行なわれるようになりました。

西洋医学はがんを攻撃するのは得意ですが、がんにともなう諸症状は解決しないことが多く、そんなときに漢方をうまく使うと、患者さんが満足のいく結果を得られることが少なくありません。科学的にその効果が確認されている漢方薬は、外科医もよく知っていて、広く使われているものも多くあります。

この章では、具体的に漢方薬の名前をあげながら、どのように使われているのかを紹介していきます。

消化器がんの術後に多い術後イレウスに効く漢方薬

手術でがんを取り切れても、合併症に苦しめられることが多いものです。中でも多くの人に起こるのが、消化器がんの手術後に現れる「術後イレウス」という症状でしょう。

消化器の進行がんでは、全身に張りめぐらされた血管やリンパ管を伝わって、がん組織が転移していきます。広がりを食い止めるためには、あらかじめ転移先のリンパ節を切除する手術を受けておかなければなりません。

しかし、大きな手術になればなるほど、術後にはなんらかの障害が残ります。

ほぼ全例にみられるのが「腸管麻痺《まひ》」です。大腸や小腸の運動機能が低下して、腸の中にガスや分泌物がたまってしまう状態です。全身麻酔の影響や手術中の臓器切除、施術操作による臓器のストレスから、腸管の動きが鈍くなってしまうのです。

便秘、イレウスに用いられる漢方薬

実証の人には	大承気湯《だいじょうきとう》	大柴胡湯《だいさいことう》
	調胃承気湯《ちょういじょうきとう》	桃核承気湯《とうかくじょうきとう》
	大黄牡丹皮湯《だいおうぼたんぴとう》	三黄瀉心湯《さんおうしゃしんとう》
	防風通聖散《ぼうふうつうしょうさん》	
やや実証から虚証の人には	桂枝加芍薬大黄湯《けいしかしゃくやくだいおうとう》	大黄甘草湯《だいおうかんぞうとう》
	麻子仁丸《ましじんがん》	
虚証の人には	潤腸湯《じゅんちょうとう》	大建中湯《だいけんちゅうとう》

腸管麻痺は2、3日で回復しますが、いろいろな理由で長引くと、腹部の張りが強くなり、痛みや吐き気を訴える術後イレウスという状態になって、回復までに時間がかかります。

大建中湯《だいけんちゅうとう》という漢方薬を処方すると、この術後イレウスが早期に改善されます。大建中湯は山椒《さんしょう》や人参《にんじん》など4種類の生《しょう》薬《やく》から構成されており、消化管運動を活発にする働きが確認されています。この働きにより腸の動きが早期にもどり、術後のガスもよく出るのです。

大建中湯を投与した群では、そうでない群にくらべ、入院期間が短くすむことがわかっており、手術の前に大建中湯を服用する試みも行なわれています。

また、消化器がんの手術後は消化管の働きが弱まることから便秘になりがちですが、大建中湯は便秘を解消する効果もあります。

ただし、大建中湯が合うのは虚証《きょしょう》の人です。実証《じっしょう》の人は、大承気湯《だいじょうきとう》、大柴胡湯《だいさいことう》などのほうがよいでしょう。

婦人科がんの術後に起こる更年期様の症状に効く漢方薬

子宮頸《けい》がんや子宮体がん、卵巣がんといった婦人科がんは、進行している場合、左右両方の卵巣を摘出する手術が必要です。

卵巣からは女性ホルモンの代表ともいえるエストロゲンが分泌されているため、摘出すると、のぼせや発汗、ほてりなどさまざまな「更年期様の症状」が現れます。これは、とくに若い患者さんにはたいへんつらいものです。

西洋医学的な治療では、こうした場合、足りなくなったエストロゲンをホルモン剤によって補充する「ホルモン補充療法」が行なわれますが、患者さんによっては合わない場合もありますし、薬を飲み続けることに抵抗を感じる人もいます。

また、子宮体がんの場合は、このホルモン補充療法を受けることが原則としてできません。というのも、子宮体がんの発症にはエストロゲンが関与している、と考えられているからです。ホルモン補充療法を行なうことは再発のリスクを高めます。

そこで、こうした場合には漢方薬がすすめられます。**よく使われる漢方薬には、桂枝茯苓丸《けいしぶくりょうがん》や加味逍遙散《かみしょうようさん》**があります。これらは冷え性や月経不順などにも幅広く使われている処方ですので、ご存じの方も多いでしょう。血行不良など女性にありがちな不調にも向く薬で、続けていると全身状態がよくなって、「風邪をひかなくなった」「肌の調子がよくなった」などと喜ぶ方も多いのです。

これは漢方薬全般にいえることですが、自分に合う漢方薬を飲んでいると、体質が中《ちゅう》庸《よう》に近づいていくので、病気になりにくい体になります。これこそが西洋医学にはない、漢方の大きなメリットの一つといえるでしょう。

リンパ浮腫には 利水作用のある漢方薬

リンパ液が流れる管はリンパ管と呼ばれており、血管とは別に存在しています。

リンパ管は全身にネットのように張りめぐらされていて、組織で使われた不要な物質（たんぱく質や水分）を回収する働きをしています。リンパ管には、ところどころにリンパ節があり、細菌など不要な物質を血液循環に入れないようにしている関所のような働きをしています。

ところが、乳がんや子宮がんの手術でわきの下や足のつけ根のリンパ節を切除したり、放射線治療によってリンパ管が細くなったり、途切れたりすると、リンパの流れが悪くなり、リンパ液が皮下にたまってきます。これが「リンパ浮腫《ふしゅ》」です。

手や足が以前とくらべて動かしにくい、腫れぼったい感じがする、だるい感じがする、重い感じがするなどの症状があれば、リンパ浮腫の可能性があります。

重症になると、手足がゾウのようにむくんでしまい、外出できなくなってしまうこともあります。外見上の問題はもちろん、ＱＯＬも低下するため、リンパ浮腫の患者さんの悩みは深刻です。

リンパ浮腫の対策としては、マッサージでリンパ管の流れをよくしたり、特殊なストッキングで患部を締めつけたりという方法があります。しかし、これだけでは不十分な場合も多いのです。

とくに、マッサージは自分ではなかなかできませんから、民間の施術所などで受けることになります。しかし健康保険は使えませんから、気軽にはマッサージを受けられない、という人も多いのです。

そこでおすすめしたいのが漢方薬です。

漢方では「水毒《すいどく》」という考え方があります。

水毒とは、体内の組織や器官に水分が過剰に滞った状態によって病気が起こることをさします。むくみのほか、発汗異常や嘔吐《おうと》、下痢や便秘、めまい、頭痛なども、水毒による症状と診断されることが多いものです。

この水毒を治す薬が、リンパ浮腫にはとてもよく効くのです。**水毒を調節する利水剤の働きを持つ五苓散《ごれいさん》や柴苓湯《さいれいとう》、真武湯《しんぶとう》といった処方がよく使われます。**

じつは、リンパ浮腫はほかの症状とくらべ、医師や看護師さんの認知度がまだまだ低いのが現状です。ですから、リンパ浮腫が起こったら、まずは患者さんのほうから主治医に積極的に相談することです。

そこで十分な情報を得られない場合は、漢方を含めたさまざまな対処法について、代替医療を行なう別の医療機関に相談することがポイントになってくると思います。

抗がん剤の副作用の吐き気を軽減する漢方薬

次に、抗がん剤による副作用対策についてアドバイスをしていきましょう。

抗がん剤の副作用は、がんの患者さんをはじめ、ご家族がもっとも不安に感じていることの一つだと思います。

しかし、がん治療において抗がん剤は非常に強力な武器となります。副作用があるからと、抗がん剤を拒否するべきではありません。実際、副作用が起こるのは薬が効いている証拠でもあります。私の経験では、抗がん剤によって吐き気が強く出る人ほど、効きめがいいのです。

抗がん剤によって起こる副作用の多くは、漢方薬を使うとうまく対処できることが多いのです。このことを知っておけば、不安も軽減されるでしょう。

では、具体的に例をあげてみましょう。

まず吐き気です。

シスプラチンなどの抗がん剤は、強い吐き気や嘔吐、食欲不振を引き起こしますが、

こうした症状に漢方薬が非常に有効であることがわかっています。**中でも注目されているのが六君子湯《りっくんしとう》**で、外科の医師たちも注目しています。

六君子湯についてくわしく触れる前に、抗がん剤を投与されるとなぜ、こうした副作用が起こるのか、少し難しい話になりますが、説明を加えたいと思います。

抗がん剤が体の中に入ると、小腸の粘膜にあるエンテロクロマフィン細胞（ＥＣ）という細胞が刺激されます。ＥＣ細胞の中にはセロトニン（５―ＨＴ）という化学物質がたくさん含まれており、ＥＣ細胞が刺激されると、このセロトニンが大量に分泌されます。

分泌されたセロトニンは、体の中のさまざまなセロトニン受容体（５―ＨＴ$_3$受容体）に結合します。このうち、視床下部のセロトニン受容体と結合した場合、胃から分泌される食欲増進ホルモンのグレリンが出なくなってしまいます。この結果、食欲が低下してしまうのです。

また、胃の中にもセロトニンの受容体は存在しますが、セロトニンによってこの受容体が刺激されることも、食欲不振の引き金となります。

なおグレリンには、成長ホルモンの分泌を促進させる作用のほか、消化管の運動促進、胃酸の分泌促進などさまざまな働きがあります。

抗がん剤の副作用を軽減・予防する漢方薬

全身倦怠感	補中益気湯《ほちゅうえっきとう》、十全大補湯《じゅうぜんたいほとう》、人参養栄湯《にんじんようえいとう》
造血機能低下 **(白血球数減少、血小板数減少)**	十全大補湯、人参養栄湯
消化器機能低下 **(食欲不振、悪心、嘔吐)**	四君子湯《しくんしとう》、六君子湯《りっくんしとう》、人参湯《にんじんとう》
下痢	半夏瀉心湯《はんげしゃしんとう》
肝機能障害	小柴胡湯《しょうさいことう》、茵蔯蒿湯《いんちんこうとう》
口腔・咽頭粘膜炎	人参湯、黄連解毒湯《おうれんげどくとう》
免疫機能低下	四君子湯、補中益気湯《ほちゅうえっきとう》、四物湯《しもつとう》、六味丸《ろくみがん》
神経症状（しびれ）	牛車腎気丸《ごしゃじんきがん》
筋肉痛・疝痛	芍薬甘草湯《しゃくやくかんぞうとう》
ヘルペス	十全大補湯

分泌が低下してこれらの働きが落ちれば、食欲不振だけでなく、それにともなうさまざまな不調が起こってくるのは当然です。

西洋薬ではこうした場合、セロトニンと受容体の結合を阻害する5—HT$_3$受容体拮抗剤（ゾフラン、ナゼア、カイトリル、セロトーンなど）が処方されます。これで吐き気や嘔吐の副作用はかなり軽減できますが、それでも改善されない人がけっこういるものです。

そこで六君子湯の出番です。

六君子湯は食欲不振に広く使われ、胃もたれや逆流性食道炎などに効くことで知られています。

実際、胃のちょっとした不調があると

き、六君子湯を飲むと劇的によくなります。胃がすっきりしてきて、お腹がペコペコにすいてくるのです。

実験では、シスプラチンを投与された動物に六君子湯を含んだえさを処方することで、グレリンの胃からの分泌低下が阻止されることが確認されています。また、このとき脳内にあるグレリン受容体も増えて、食欲が高まるのです。

さらに、シスプラチンを腹腔《ふくくう》内に投与したラットでは食事の摂取量が低下しますが、六君子湯を投与すると、摂食量が増えることも明らかです。

六君子湯は、人参のほか、白朮《びゃくじゅつ》（または蒼朮《そうじゅつ》）、茯苓《ぶくりょう》、半夏《はんげ》、陳皮《ちんぴ》、甘草《かんぞう》、生姜《しょうきょう》、大棗《たいそう》の8種の生薬で構成されています。

グレリンに働く活性成分としては、陳皮に含まれるノビレチンなどのフラボノイド（ポリフェノールの一種）がかかわっているのではないかといわれています。このノビレチンには、肝炎のウイルスを抑える活性もあります。

このほか、抗がん剤による食欲不振に効く漢方薬としては、四君子湯《しくんしとう》、人参湯《にんじんとう》などがあります。いずれも虚弱な人に向く処方です。

抗がん剤の副作用の下痢に効く漢方薬

抗がん剤治療では、消化管粘膜がダメージを受けることによって、食べ物の消化・吸収が障害されやすくなります。とくに消化管の手術のあとでは、消化管を切除したり、再建したりすることによって、消化管運動の異常が起こりやすくなります。

これが下痢を引き起こすことがよくあります。

手術によって体の抵抗力が落ちると、病原菌による胃腸炎も起こりやすくなります。さらに、手術のあとに感染症の予防対策として抗生物質を使うことから、腸内細菌がバランスをくずして下痢が起こることもあるのです。

つまり、下痢はがん治療において、多くの人を悩ませる症状といえるでしょう。

しかし、西洋薬には下痢をとめる効果的な薬はありません。そこで、漢方薬が重宝されているのです。

代表的な薬には半夏瀉心湯《はんげしゃしんとう》があります。生命力を補う作用のある人参、甘草、大棗のほか、抗炎症作用を持つ黄芩《おうごん》、黄連《おうれん》、消化管機能を改善する作用のある半夏、乾姜《かんきょう》が組み合わさった薬です。

この漢方薬には胃腸粘膜のダメージを回復させる作用があり、これによって下痢が改善されます。

なお、下痢の中でも、抗がん剤のイリノテカンによって起こる下痢は非常に重いことがわかっています。イリノテカンが代謝される過程で腸管粘膜が損傷されるためといわれていますが、薬が自律神経のバランスをくずしてしまうことも原因といわれています。

患者さんの中には何日もひどい腹痛と下痢に悩まされて、食事がまったくとれない人もいます。精神的な苦痛も相当のものでしょう。下痢が重症化すると脱水症状が起こり、非常に危険です。下痢によって亡くなったケースも報告されています。

イリノテカンによる下痢には、塩酸ロペラミドという西洋薬がよく使われますが、この薬が効かない例も多いのです。しかし、半夏瀉心湯を処方すると劇的に効く場合も多いといわれています。

動物実験などで、イリノテカンを投与する2、3日前から半夏瀉心湯を投与すると、下痢が予防できたり、起こっても軽くすんだりという結果が確認されています。

イリノテカンによる治療を受ける前に、予防的に半夏瀉心湯を服用しておくとよいでしょう。

抗がん剤による副作用の神経毒を軽減する漢方薬

抗がん剤にはさまざまな副作用がありますが、その中でもとくに問題視されているものの一つが「神経毒」です。

神経毒といっても、一般の方にはピンとこないかもしれません。これは神経に起こる副作用によって発生するさまざまな症状で、便秘など軽いものから、手足のしびれなどの末梢神経による障害、脳症や麻痺、聴力障害といった重篤なものまであります。

そもそも抗がん剤は、第一次世界大戦のときに使われた神経毒ガスから開発されたものです。現在、普及している多くの抗がん剤に神経毒の副作用があるのは当然のことといえるでしょう。

しかし近年、この神経毒の副作用が起こる頻度は増加傾向にあるといわれています。背景には、化学療法の進歩によって新しい抗がん剤が導入されたこと、抗がん剤の多剤併用療法が広く行なわれるようになったこと、などが考えられます。

抗がん剤の中でも、とくに神経毒の副作用が起こりやすいのが、シスプラチンなどアルキル化剤といわれているものや、メトトレキサートなどの代謝拮抗薬、タキソテールなどタキサン系の薬剤です。

効果が期待できる抗がん剤は、患者さんのためにぜひ使いたい。しかし、がんがよくなっても麻痺や聴力障害などが起これぱそれは大きな問題であり、患者さんのＱＯＬを大きく損ないます。

そこで専門家の間では、神経毒の副作用をいかに抑えるかが大きな課題になっています。こうした中で期待されているのが漢方薬です。

漢方薬には神経毒を軽減する働きが期待できるものがいくつかありますが、中でも注目されているのが、牛車腎気丸《ごしゃじんきがん》という漢方薬です。科学的な手法により、その効果や作用のメカニズムも明らかになってきました。

消化器外科の専門家である進藤吉明医師らが行なった調査では、大腸がんの抗がん剤治療によって起こる神経毒の副作用が軽減されたという結果が出ています。この調査の対象は、進行した大腸がんと再発した大腸がんの患者さんです。

現在、こうした手術不能の患者さんに対しては、「ＦＯＬＦＯＸ《フォルフォックス》療法」という抗がん剤治療が行なわれます。

ＦＯＬＦＯＸとは、抗がん剤のFOL-Folinic acid（フォリン酸）、F-Fluorouracil（フ

ルオロウラシル）、OX-Oxaliplatin（オキサリプラチン）の頭文字を合わせたものです。これら3つの抗がん剤を入院によって投与するのですが、治療により生存率が向上するのです。

しかし一方で、ＦＯＬＦＯＸ療法を途中で中止せざるをえない患者さんがたくさんいます。オキサリプラチンによる神経毒の影響で、末梢神経障害が起こる頻度が高いためです。

では、末梢神経障害とはどのようなものでしょうか？

神経系は大きく分けて、脊髄《せきずい》・脳幹《のうかん》・小脳・大脳からなる中枢神経系と、頭蓋骨や脊柱管の外に伸びている末梢神経とがあります。中枢神経と末梢神経は、神経細胞の周囲を覆い、神経細胞を保護したり情報伝達を早めたりする役割のある「髄鞘《ずいしょう》」をつくる細胞の違いによって区別されます。

末梢神経障害とは言葉どおり末梢神経の障害で、感覚系の末梢神経が障害を受ければ、しびれ感や痛み、知覚低下などが現れ、運動系が障害を受ければ麻痺を起こします。軽視できない深刻な障害です。

そこで、進藤医師らが末梢神経障害を防ぐために着目したのが、牛車腎気丸です。この漢方薬は、糖尿病の末梢神経障害を軽減すると報告されていました。このため、ＦＯ

LFOXを行なった患者さん10人を対象に投与し、効果を検討したのです。

調査の結果、全員に末梢神経障害は出たものの、ほとんどが軽くすみ、漢方薬が末梢神経障害の軽減に作用したと考えられる結果となりました。

牛車腎気丸は、手術後の排尿障害にも効果が期待できます。3章でご説明したように、この薬には免疫力を高め、がんの進行を抑える補剤《ほざい》としての働きもあり、とても魅力的な漢方薬の一つといえるでしょう。

抗がん剤・放射線治療による白血球の減少を抑える漢方薬

抗がん剤や放射線の治療を受けている最中は、体の造血機能が低下するため、白血球や血小板の数が減少しやすくなります。

白血球には、体内に進入した細菌や異物を取りこんで消化・分解し、体を守ってくれる働きがあります。白血球の中にはがんをやっつけるリンパ球も含まれているので、減少すると、がんそのものに対する抵抗力が低下します。

また、白血球や血小板の数が減ると貧血が起こってくることなどから、全身の倦怠感《けんたいかん》が増してくるのでＱＯＬも低下し、がん治療に対する意欲も失われてしまうという悪循環があります。

このような場合に、**漢方薬の十全大補湯《じゅうぜんたいほとう》を使うと、白血球や血小板の低下が抑えられる**ことが報告されています。

西洋医学では、副作用対策として短期間で白血球の数を増やす造血薬があります。こちらを使うのもよいのですが、白血球が増えすぎると副作用で死亡することもあります。

また、副作用が軽い場合は漢方薬で十分、と考えている医師が多いのが事実です。

3章でご紹介したように、十全大補湯は生命力を補う補剤の代表です。服用することで免疫力が高まり、食欲も出てきて元気になったという患者さんはとても多いのです。

さらに、**この薬にはがんそのものを抑える作用がある**ことも、研究によって明らかになってきています。長期間服用することで、転移や再発予防を期待できるのです。

放射線治療による口内炎、口腔内の乾燥を抑える漢方薬

手術、抗がん剤と並ぶ三大療法の一つが、放射線治療です。効果が期待できる一方、

体に負担が少ないため、高齢者などにも行なえるのがメリットで、近年この分野はとくに注目されているといえるでしょう。トモセラピーなど最新の放射線治療には私も注目しており、合う患者さんには積極的にすすめています。

放射線治療は、抗がん剤にくらべ、副作用が少ないといわれています。それでも、なかなか避けられないのが、口内炎、口腔《こうくう》内の乾燥など、「口腔内の粘膜反応」といわれるものでしょう。

放射線治療による副作用は、照射した部位に起こるのが特徴で、口腔や耳鼻、咽喉《いんこう》、食道などの治療によって起こることが多いのです。

原因は、放射線によって唾液《だえき》分泌が抑制されることで、咽頭《いんとう》の炎症や痛みとなって現れることもあります。

命にかかわる副作用ではありませんが、口腔内のトラブルによって食事ができなくなったり、味がわからなくなったりすることも多く、患者さんにとっては深刻な悩みです。

また唾液は、食べたものを分解する働きや外から入ってきた病原微生物などを殺す抗菌作用を担っているため、唾液の分泌が低下すると、食べたものがうまく消化されずに胃などの不調をまねいたり、口腔カンジダ症などの感染症を併発してしまったりというおそれが出てきます。このため、副作用対策はとても重要になります。

放射線治療の副作用を軽減・予防する漢方薬

造血機能障害	白血球減少	人参養栄湯《にんじんようえいとう》、補中益気湯《ほちゅうえっきとう》
	血小板減少、貧血	十全大補湯《じゅうぜんたいほとう》
消化器障害	食欲不振、悪心嘔吐、全身倦怠感	十全大補湯、補中益気湯
	肝機能障害	小柴胡湯《しょうさいことう》
粘膜反応	口腔・咽頭炎による摂食困難	茵陳五苓散《いんちんごれいさん》、柴朴湯《さいぼくとう》、清熱補血湯《せいねつほけつとう》
	口腔内乾燥	人参湯《にんじんとう》、麦門冬湯《ばくもんどうとう》
	咽頭炎、食道炎による嚥下痛	柴朴湯、半夏厚朴湯《はんげこうぼくとう》
	腸炎による下痢	柴苓湯《さいれいとう》、半夏瀉心湯《はんげしゃしんとう》
	膀胱炎による血尿	猪苓湯合四物湯《ちょれいとうごうしもつとう》、小柴胡湯
放射線肺臓炎、気管支炎		柴朴湯、人参養栄湯
放射線直腸炎による出血		小柴胡湯、柴胡桂枝湯《さいこけいしとう》、十全大補湯
リンパ系通路障害による浮腫		柴苓湯、防己黄耆湯《ぼういおうぎとう》
血管障害による神経症状		牛車腎気丸《ごしゃじんきがん》

口腔内の粘膜反応に使われるおもな漢方薬には、清熱補血湯《せいねつほけつとう》、茵陳五苓散《いんちんごれいさん》、柴朴湯《さいぼくとう》、人参湯《にんじんとう》、麦門冬湯《ばくもんどうとう》などがあります。

麦門冬湯は、高齢者に多い「ドライマウス（口腔内乾燥症）」にもよく使われる処方なので、ご存じの方も多いのではないでしょうか。

ドライマウスを治療した経験のある方はおわかりかと思いますが、口腔粘膜専用の保湿ジェルや人口唾液などはあくまでも対症療法であり、なかなか症状は改善しないのが現状です。

この点、漢方薬には体の保湿作用のある生薬も含まれているので、合えば非常にいい結果がもたらされます。

なお、抗がん剤の副作用としても、口

腟内の粘膜反応は発生します。こちらは、人参湯や黄連解毒湯《おうれんげどくとう》のほうが効果を得られる場合が多いようです。

不眠、うつなど心の問題にも漢方薬が有効

がんと診断されて落ちこまない人はいないでしょう。「なぜ自分だけが……」という思い、死への恐怖がおそってくるのが普通です。

「がん患者の30～50％に抑うつ（うつ状態）や不安、せん妄《もう》といった精神症状がみとめられた」という報告もあります。

うつの状態や不安をそのままにしておくと、痛みを増強させる原因にもなります。また、こうした症状が引き金となって不眠になると、体力の低下につながるため、適切な対処が必要です。

こうした病態に対して、西洋医学では抗うつ薬や精神安定剤などを処方します。しかし、一般の人でさえ、精神科の薬というのはまだまだ抵抗があるものです。「うつ状態になっている」という自覚が乏しいことも多く、こういう場合には漢方薬が向くといいえ

るでしょう。

よく使われる薬には、補中益気湯《ほちゅうえっきとう》、黄連解毒湯、温胆湯《うんたんとう》、加味帰脾湯《かみきひとう》、抑肝散《よくかんさん》があります。

補中益気湯は、不安感が強くてなかなか眠れないという場合に向く処方です。黄連解毒湯は、体の熱や炎症をとり、機能の亢進《こうしん》をしずめる作用があるので、イライラや動悸《どうき》などがひどい場合によいでしょう。

がんによって起こる精神症状に対しては、精神科によるカウンセリングなども非常に有効です。最近は、がん専門病院でも精神症状への取り組みが行なわれるようになってきていますので、漢方薬とあわせて相談してみるとよいと思います。

がんでうつ状態になったり不安感を感じたりするのは、再発や転移のあと、医師に「もうやるべき治療がなくなった」と宣告されてからでしょう。しかし、1章でお話ししたように、実際には再発や転移後にも効果が期待できるさまざまな治療法があります。

私の患者さんも、来院されたときは落ちこんでいる人が多いですが、まだまだがんと闘う武器があるとわかると、一転、前向きに明るくなるものです。

「手立てがない」とあきらめずに、積極的にがんと闘うこと。この姿勢は、心の健康を維持するためにも大切なことといえるでしょう。

呼吸困難、体力低下などがん症状の緩和に効く漢方薬

がんがあることによって起こる痛みやだるさ、吐き気や便秘、呼吸困難などさまざまな症状にも漢方は使われています。

たとえば、肺や気管支のがん、頸部《けいぶ》に転移したがんなどがあると、呼吸困難の症状に苦しめられることが多いものですが、こうしたときには漢方薬の**人参養栄湯**《にんじんようえいとう》が有効です。人参養栄湯の構成成分には、五味子《ごみし》、陳皮など咳《せき》をしずめ、痰《たん》を取り除くものがたくさん含まれています。

麻黄附子細辛湯《まおうぶしさいしんとう》は、気管支炎や気管支喘息《ぜんそく》の治療にも広く使われています。

呼吸器にがんがある場合、風邪などに感染すると咳などが悪化し、とても苦しくなります。こうしたときに麻黄附子細辛湯を使うと、症状がやわらぎ、風邪も早くよくなります。漢方薬が合えば、感染症にかかりにくい体質にもなっていくでしょう。

がんにともなう体力低下や強い倦怠感には、**真武湯**もよく使われます。

真武湯は、ターミナルケア（終末期医療）においても使われています。体力の衰えた

がんの患者さんが服用して元気になったというケースがたくさんあり、終末期で寝たきりの患者さんの意識が回復したという例もあります。

このように漢方は、がんのあらゆるステージにおいて利用する価値があるのです。

漢方薬はどうやって処方してもらうか？

大建中湯や六君子湯、十全大補湯など、研究によって科学的根拠の明らかになっている漢方薬については、がんの専門医も非常に興味を持っており、内科に限らず、大学病院や総合病院の外科でも、これまで紹介してきた処方を行なってくれる施設はけっこうあります。まずは主治医に相談してみるとよいでしょう。

また、がんの専門病院には、漢方外来などを設置して、希望する患者さんに合う漢方薬を処方してくれるところもあります。癌研究会有明病院消化器内科部長の星野恵津夫医師などもその一人で、週に2回の漢方サポート外来の中で治療を行なっています。

処方を行なっていない施設の場合、並行して漢方専門医のいる統合医療の機関を受診するのがベターです。まずはご家族でもよいので相談に行かれることをおすすめします。

column 4

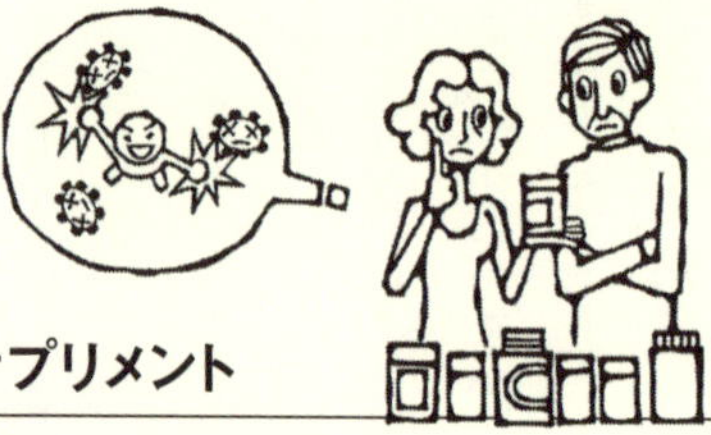

免疫力を高めるサプリメント

「これを飲めばがんが治る」というサプリメントは、残念ながらありません。しかし、がんに対抗する免疫力を上げて、治癒を促進する効果が期待できるものはいくつかあります。

中でも近年、注目されているのが「プレグネノロン（Pregnenolone)」というサプリメント。プレグネノロンは、体内に存在するほかのすべてのステロイドホルモンの先駆物質で、DHEA-S（デヒドロエピアンドステロン、230ページ参照）という男性ホルモンをつくるものとして欠かせないものです。加齢とともに分泌力が低下するといわれ、「アンチエイジングのホルモン」ともいわれますが、免疫力の強化や筋肉の増強にも深くかかわっていることがわかっています。

DHEA-Sは、手術や抗がん剤、放射線治療などを受けると低下してしまいます。そこでこれを補う目的でプレグネノロンを服用すると、DHEA-Sが上昇し、がんの進行が抑えられるケースがあるのです。

ただし、日本ではプレグネノロンのサプリメントとしての販売は認められていません。購入する際は、海外からの輸入になります。また、サプリメントも漢方と同じように体質に合ったものを服用しないと、効果が得られないどころか、逆に副作用が強く出ることがあります。服用を考える場合は、必ず専門家に相談するようにしてください。

第5章
がんを治すための養生

がんになったら食事はどうすればよいのか？

がんの組み合わせ療法に関して、これまで漢方薬を中心とした処方とその効果について具体的に紹介してきました。

しかし、これだけでは、がんに打ち勝つのにまだ戦略的には十分とはいえません。

漢方では古来、「食養生」といって、病気の治療法の一環として食事療法が行なわれてきました。世界的にがん患者が実践している食事療法に、玄米、菜食を中心とするマクロビオティックがありますが、もとは漢方の食養生から派生しています。

マクロビオティックは、桜沢如一《ゆきかず》（1893〜1966）によって欧米を中心に広められましたが、桜沢氏は石塚左玄《さげん》（1851〜1909）によって確立された食事療法を欧米向けにアレンジして紹介した、というのが本当のところです。

石塚氏は、漢方医と西洋医を兼ね、かつ薬学を学んだ、いわば「統合医療医」でした。「食育」をはじめて提唱したことでも有名です。

石塚氏は、貝原益軒《かいばらえきけん》の『養生訓《ようじょうくん》』、平野重誠《ひらのじゅうせい》の『病家須知《びょうかすち》』以来の伝統的な漢方の

貝原益軒の食養生

□おいしいものでも、腹八分目でおさえ、腹一杯になるまで食べてはいけない
□養生の道とは、胃腸を整えることが第一である
□食事は楽しいものであるが、度を過ぎるほどとりすぎるのはよくない
□すべての食事はあっさりした薄味のものがよい。濃い味や脂っこいものをたくさん食べてはいけない。生物、冷えたもの、かたいものは禁物である。吸い物は一椀、肉料理は一品、副菜は一、二品にとどめる
□体を温めるものはよく、体を冷やすものはよくない
□間食はよくない
□体に合った食べ物でも、それが消化しないうちに続けて食べてはいけない

(『養生訓』より)

食養を現代化し、健康・医学の基本とすることをめざしました。つまり、漢方の食養生はがん患者の食事療法の原点なのです。

がんと食事の因果関係については、残念ながら、だれもが納得する科学的根拠は確立していません。

しかし、食事ががんに深くかかわっていることは間違いない事実であり、治療においてこれを無視するわけにはいきません。

だからこそ、何を座標軸に目の前の患者さんに食事をアドバイスすべきかが問題です。

マクロビオティックは、漢方の食養生からはかなりアレンジされてしまってい

ます。また、「○○式」などという食事療法や、がんに効くというサプリメントには間違ったものがとても多いのです。

現在、がんの患者さんへの食事指導で最良の座標軸となるのは、やはり漢方の食養生でしょう。

明らかになってきた食事とがんのかかわり

がんの専門医に食事指導について聞いても、きちんと答えられる人はほとんどいないでしょう。

日本では、医師は食事に関する教育を受けていません。また知識や経験もないので、栄養士に丸投げしているのが現状です。

たしかに、食事でがんが治るということはありません。

しかし**食事を工夫することで、がんになりにくい体質になることは可能であり、現在、がんがある方においては、結果的にがんの進行抑制、転移の予防**という効果が期待できます。漢方では、このことを経験的に学んできました。

疫学調査でも、がんの発生と食生活の変化には密接な関係があることが明らかです。とくにかかわりが深いのが、乳がん、大腸がん、前立腺がんで、もともと欧米人に多く、貧しい時代の日本ではめずらしいがんでした。しかし、動物性脂肪の摂取量が増えた時期から日本人に急増し、いまではすっかりポピュラーながんとなっています。食生活ががんの発症を促した大きな要因です。

また、カロリー制限によって、担がん動物の予後やがんの発生率が劇的に変化することも、古くから報告されています。がんの予防や予後が、食事によって左右されるのは疑いのないことで、だからこそ患者さんも家族も、食事に対して適切なアドバイスを求めているといえるでしょう。

食事をおろそかにすると、結果となって現れます。私自身、その怖さを日々、実感しています。

1章の症例で、甘いものをやめられず、結果的にがんが再発してしまった患者さんのケースをご紹介しました。

がん細胞も細胞の一種であり、細胞は血液や栄養を取りこむ部位であり、栄養の影響を強く受けます。食事を軽視してはいけません。

食事が遺伝子に影響を与える!?

がんに食事などが深く関与していることが明らかになってきた現代、がんは生活習慣病といわれます。さまざまな研究により、遺伝子レベルでもそのことが明らかになってきました。

「エピジェネティック」という言葉を聞いたことはないでしょうか？

エピジェネティックは、ゲノム（生まれながらの遺伝情報）自身の変異以外のメカニズムで、遺伝子の発現に影響を与える現象をさします。

近年、このエピジェネティック研究がすすみ、**ある種の食事や環境ホルモンの影響によって、エピジェネティックからがん発現遺伝子が生まれ、がん化に至る**可能性が明らかになってきました。

逆に、がん細胞を「ｏｆｆ」にする遺伝子もできることから、食事をはじめとした生活習慣は非常に重要であるといういい方ができます。

実証《じっしょう》の人は虚証《きょしょう》にくらべ、環境の変化に対する適応力があります。海外でも時差ボケはあまり感じませんし、仕事の内容が変わって昼夜が逆になっても、さほど疲れを感じないのです。

食事についてもそうで、毎日、揚げ物が続いても飽きることこそあれ、胃のほうはいたって元気です。虚証の人であれば、すぐに胃の不調を起こしてしまうでしょう。

このように適応力がある分、不規則な生活や食事をしやすく、実証の人にはエピジェネティックによるがん化が起こりやすいといえます。十分に注意していただきたいものです。

そこでこの章では、私が患者さんに実際に指導している漢方の食養生をご紹介していきたいと思います。

三度の食事はきちんととる
とくに朝食は大事

まず食事の回数ですが、**三度の食事はきちんととる。そして間食・夜食はしない。これが大原則**です。**とくに朝食はしっかり食べる**ように指導しています。

膵臓《すいぞう》から出るインスリンが、血糖を下げるホルモンであることはよく知られています。

このインスリンの分泌機能が異常をきたし、インスリンの作用が十分に発揮できないと高血糖の状態になり、糖尿病を発症します。

糖尿病は心臓病や脳卒中の原因になりやすいことが明らかですが、がんにも悪さをします。アメリカでは大腸がんになるリスクが、血糖値が正常の人とくらべると4倍も高いという報告が出されています。糖尿病の一歩手前の高血糖でも、リスクが高くなることが知られています。

インスリン分泌には日内変動があって、1日3回食事をとったときでは、午前中のほうが午後・夕方よりも多く、一番多いのは朝食後の追加分泌です。適量の食事をとって、インスリンをきちんと分泌させることが、糖尿病予防にとってとても重要なのです。

反対に、夕食は炭水化物や糖質を断ったほうが、血糖値が下がりやすく、かつがんの兵糧《ひょうろう》を断つことができます。

なお、**食事はゆっくりよくかんで食べる**ことも大事です。早食いはインスリンを一度に分泌させ、血糖値を急激に上げる、という点であまりよいことではありません。これをくり返していると、糖尿病のリスクが高まります。

決まった時間に規則正しく食べる

がん治療のための養生では、決まった時刻を守ることも重視しています。体にいいとされる無農薬野菜や新鮮な野菜などを毎日食べていたとしても、その時間が不規則であれば体の負担となり、さらに自律神経の働きを乱します。間食、夜食も絶対にいけません。

その理由は、私たち人間の消化吸収のしくみにあります。

私たちは意識していませんが、消化吸収の手順は、自律神経を主管として組まれたプログラムにしたがって進行しています。毎日、一定の時刻に食事をしていれば、その時間が近づくと、体が消化吸収の準備を自動的に開始するのです。唾液《だえき》が出やすくなったり、胃が動き始めたりします。

30分でも食事の時間がずれると空腹感を強く感じるはずですが、この空腹感とは、消化液（膵臓《すいぞう》の膵液や腸の消化酵素など）が出てしまった状態です。

こうして体の準備が整っているのに肝心の食べ物が入ってこないと、体は異変を感じ、それが頻繁にくり返されると、主管である自律神経に狂いが生じるのです。

ですから、**体に無理をさせず、消化・吸収を最大効率で行なうためには、プログラムどおりに食事をする**ことが肝心です。

この点、虚証の人は、日頃から規則正しい食事をしていることが多いものです。虚証は体力がないので、1食抜いてしまうと疲労が激しく、使いものにならないからです。

一方、実証の人は寝食を忘れて仕事に没頭するので、食事を抜くことが苦になりません。しかし、これは体には非常によくないことなのです。

がんの治療がうまくいけば仕事をしながら闘病できますが、以前のような不規則な食事はやめてもらうことが大前提です。どうしても食事の時間をずらすしかないときもあるでしょうから、そのときはしかたがありません。毎日、一定の時刻を心がけていれば、たまに時間がずれたからといって、体に大きな支障を与えることはありません。

ただ一つだけ、遅い時間に食事をしたときに注意することがあります。それは、**必ず胃を空にしてから眠る**ことです。夕飯で食べたものを消化しないうちに寝てしまうと、消化しきれなかった分は、胃の中に一晩、とどまることになります。

睡眠時間が短くなるとしても、胃が空っぽになるまでは起きていることが大事なのです。

がんになったら甘いものは食べない

「がんになったら甘いものは厳禁ですよ。再発したり、進行が早くなったりする可能性がありますからね」

診療所にやってくる患者さんたちはこういうと、たいてい目を丸くして驚きます。

がんになったら甘いものはよくないことは、漢方では昔からいわれてきたことです。

私は若い頃、外科で手術をしていましたが、漢方の専門家になって、その立場からあの頃のことを振り返ると、なるほどと思うことがたくさんあります。がんの患者さんに話を聞くと、甘いものを好む人がとても多かったからです。がん細胞というのは糖分を好むのです。

このことが近年、科学的にも明らかになってきました。

最近、話題になっている「ＰＥＴ《ペット》（ポジトロンＣＴ）」という検査機器をご存じでしょうか。18Ｆ—ＦＤＡという放射性物質を含んだブドウ糖を患者に注射し、ＰＥＴで体内を撮影します。がん細胞が存在すればその細胞に薬剤が集中し、そこから放たれる微量の放射線をＰＥＴカメラが画像化することで、どこにがんがあるかがチェックできるのです。

ＰＥＴは、良性・悪性の鑑別や、再発・転移の診断に有用性が高いとされています。近年は、ＰＥＴ検査とＣＴ検査を同時に行なう「ＰＥＴ─ＣＴ」という機器も開発されています。

これらの検査は、がん細胞が通常の細胞にくらべ、約3～8倍のブドウ糖を消費する性質を利用したものです。つまり、それだけ、がん細胞はブドウ糖を好んで栄養にしているという証明でもあるのです。

先に述べたように、日本では昭和40年代からがんが急増しましたが、これは経済が豊かになり、間食をする機会が増えたことも大きくかかわっていると思います。実際、間食とがんの関係を指摘する研究者もいます。

がんの患者さんが糖分を制限すると再発率が低くなる、あるいは生存期間が延びる、ＱＯＬ（生活の質）があがる、といった報告があります。

とにかく、がんになった人は甘いおやつはできるだけ控えること。またお酒でも、糖分が豊富なワインや日本酒などの醸造酒には注意が必要です。**アルコールを飲みたい場合は、焼酎やブランデー、ウイスキーなどの蒸留酒を適量**が基本です。

果物や野菜も甘すぎるものは危険

甘いものでいえば、果物にも要注意です。がんの患者さんには、果物は必要以上にとらないように指導しています。

果物はがんにいいのでは？　と驚く方も多いでしょう。しかし、**果物の甘味成分である果糖は、甘いお菓子と同様にがんの栄養となる**のです。

昔の果物はそれほど甘味が強くありませんでしたが、品種改良がすすんだ現代の果物は非常に糖度が高いので、問題になるわけです。

糖分を添加していない果物ジュースなどもとても甘いですが、それは果物自体の糖度が高くなっているからです。りんご1個、あるいはグレープフルーツ1個には、スティックシュガー10本分という大量の糖分が含まれているのです。

また、野菜にも糖分が多いものが増えています。

青汁を知っている人は多いと思いますが、昔は鼻をつまんで飲んでいたものが、最近はそのままおいしく飲めるようになっています。商品にもよりますが、砂糖などは一切、添加されていない青汁がほとんどですから、甘くなったのは野菜の中身がかわった証拠でもあります。

そうした意味で、野菜もたくさん食べればよいという時代ではなくなってきています。

このことについては、170～171ページでくわしく触れています。

たんぱく質の構成成分アミノ酸にも注意が必要

アミノ酸はたんぱく質の構成成分であり、生命活動を支えるため体に欠かせない栄養素といわれています。脂肪が悪者にされている一方で、アミノ酸が含まれるたんぱく質はきちんととりましょう、というのが最近の風潮です。

これは間違いではありませんが、がんになってしまった方にはあてはまりません。

アミノ酸が欠乏すると、血管が弱まるなどの弊害が起こることも事実です。が、だからといって過剰にとってしまっても、いろいろな弊害が生じます。

まず問題となるのは、体に蓄えることができないということです。たとえば、脂肪をたくさんとると皮下脂肪として蓄えられますが、アミノ酸にはそういう働きはありません。ですから、余分にとった分はいろいろな組織に沈着してしまい、体にとっての毒となります。

一番やっかいなのは、その沈着したアミノ酸が糖と結合したときで、動脈硬化の起こる確率が非常に高くなります。

また、アミノ酸を過剰に摂取し続けていると、がんを患ったときに危険です。がん細胞が大きくなる理由は、栄養の要求性が高く、正常な細胞の分まで栄養を食べてしまうためです。そのがん細胞が好む栄養の一番が糖分で、二番目がアミノ酸なのです。

アミノ酸を過剰にとると、がんが発育しやすい環境を与えることになり、元気になるどころか、がんの進行を早めるので注意が必要です。

アミノ酸が多い豆類、発芽玄米、乳製品は控える

アミノ酸の多い食品としては、豆類、発芽玄米、乳製品などがあります。

発芽玄米は玄米を一定期間、一定温度の水に入れて発芽させたものをさします。

発芽玄米の広告を見ると、「GABA《ギャバ》」が豊富に含まれているとPRされていますが、

このGABAがアミノ酸の一種です。発芽玄米ではGABAが白米の10倍も含まれているといわれており、食べすぎはがんの進行に影響します。

豆類は植物の種子であり、発芽食などといわれています。さまざまな栄養素を含みますが、アミノ酸も非常に多く含まれているため、こちらにも注意が必要です。

また、アレルギー物質を含むものも多く、チョコレート、コーヒー、あんこ、甘納豆など、豆類を加工したものも、食べすぎると免疫系を乱すことにつながります。

豆類は、特に皮が問題です。害虫から身を守るため、固くて消化しずらく、毒性の高いものも多いのです。皮が食べられる豆はむしろめずらしいくらいです。

乳製品は、たんぱく質が豊富であることが知られています。学校に給食が取り入れられ、乳製品の摂取量が急激に増えた昭和40年代から、がんの患者数が急増しているという事実があります。

牛乳をはじめとした乳製品には、アミノ酸そのものが多く含まれています。たんぱく質を摂取してアミノ酸を体内に取りこむ場合は、消化作業のプロセスにおいて、過剰な分は便として排泄されます。

しかし、アミノ酸そのものを直接補うと、消化作業が行なわれずに、どんなに過剰だろうと、取りこんだ量をまるまる吸収してしまうのです。

どこへ行くにも車を使っていたら足腰が弱るのと同じで、腸も消化吸収作業を楽にすませていると、その機能が衰えてしまいます。結果、腸管のバリア機能も弱まり、吸収してはいけないものまで吸収するようになってしまいます。

牛乳をはじめとした乳製品は、小腸の上部で吸収される栄養素を豊富に含んでいますので、そのものを食べるのではなく、料理に使う食材として利用する程度にしておいたほうがいいでしょう。

なお、同じような理由で、アミノ酸のサプリメントやスポーツドリンクも控えたほうがよいでしょう。

冷えた飲み物・食べ物はとらない

冷蔵庫とコンビニの台頭で、私たちは常に冷えた飲み物を口にするようになりました。これほど冷たいものを日常的に飲む生活は、おそらく人類始まって以来の経験でしょう。

このことが、がんの増加にも大きくかかわっています。というのも、**漢方では、がんを含めたさまざまな病気が体の冷えからくると考える**からです。

漢方の理論において、体の免疫力は体温が高いほど活発に働くことが明らかで、西洋医学的な検証でも、体温が41℃以上になると免疫力が高まることがわかっています。

くわしいメカニズムは不明ですが、体温が上昇することで、がん細胞はアポトーシスを起こして死んでしまいます。がん細胞は熱が苦手なのです。

逆に体温が35℃以下の場合、体の免疫が働きにくくなり、がんが増殖しやすいことがわかっています。とくに虚証の人は代謝が低く、体温がもともと低い人が多いので注意が必要です。

冷たいものを食べすぎたときの、なんともいえない違和感を思い出してみてください。アイスクリームや冷たい飲料を摂取すると、胃がもたれたり、ぽちゃぽちゃと音をたてたりといった状態が起こりますが、あれは冷えた食べ物をとることによって、胃から内臓、体全体へと冷えが広がり、全身が冷えきっている状態です。

さらに、最近問題なのは、大量の糖分が添加された飲料が多いことです。スポーツ飲料や乳酸菌飲料など、キンキンに冷えている飲料はあまり甘さを感じませんが、コーヒーに入れる砂糖の比ではないほど多くの糖分が添加されています。

だからといって、飲料の糖分を少なくしたのでは、だれもがおいしいと感じる飲み物にならないのです。スポーツ飲料を薄めるとまずくて飲めないというのがその証拠です。

しかし、すでにご説明したように、がん細胞は甘いものを栄養にして増殖します。さらに冷えたものを体に入れたらどうなるか、おわかりでしょう。

ですから、**がんの養生という観点からは、常に温かい飲み物をとる**のが理想です。夏の暑い日などでどうしても冷たいものをとりたいときは、天然の冷たさの加減である井戸水の温度、15～16℃が目安です。

肉より魚を また油のとり方にも注意

脂肪ががんに悪さをしていることは指摘されています。どのがんも、食生活の欧米化に比例して患者数が増えています。とくに大腸がんや乳がんでは、脂肪とのかかわりが強くいわれています。

といっても、これはおもに牛や豚などの動物性脂肪を問題視したものです。**魚から摂取する油はむしろ健康によく、ＥＰＡ（エイコサペンタエン酸）にはがんの抑制効果も確認されています。**いうまでもないことですが、肉食よりは魚を中心とした食事のほうが、がん予防にはよいのです。

なお、油も発がんのリスクを高めることがあります。とくに問題となるのが植物油です。

脂質とがんの最新研究によれば、脂質の構成成分のうち、リノール酸とα―リノレン酸の占める割合が高いと、細胞膜のリン脂質のうち、アラキドン酸の占める割合が高くなってしまいます。

アラキドン酸は体に必要な栄養素ですが、とりすぎると炎症反応を起こし、発がんに至ります。リノール酸は、大豆油やパーム油、ごま油などに多く含まれます。

健康志向で注目されている植物油も安心とはいえません。

菜種（キャノーラ）油やオリーブ油をはじめ数種の植物油は、シソ（エゴマ）油や大豆油などにくらべ、脳卒中のラットの寿命を異常に短縮させます。また、菜種油は大豆油にくらべ、肺がんを増やしているという研究もすすんでいます。

これらの問題は油の脂肪組成では説明ができません。油に含まれるなんらかの微量因子に問題があると考えられるのです。

油を使うなら、こうした問題が少ないシソ油や亜麻仁《あまに》油《ゆ》（フラックス油）などがおすすめです。

塩分の過剰摂取はがんの促進につながる

日本人に胃がんが多いのは塩分のとりすぎが原因、というのはよく知られた話です。塩分を過剰にとり続けると、刺激によって胃壁が荒れやすくなり、これが修復をくり返すことでがん化のリスクが高まります。

胃がんの要因としてもう一つ、ピロリ菌（ヘリコバクターピロリ菌）の問題が指摘されています。胃壁に棲《す》みつくピロリ菌が、胃潰瘍《いかいよう》や十二指腸潰瘍の主要な原因になることはよく知られていますが、近年、胃がんの要因にもなるらしいことがわかってきています。

つまり、ピロリ菌と塩分の過剰摂取は、胃がんにとっては二重のリスクになるわけです。

すでにがんを患っている患者さんにとっては、塩分の過剰摂取が細胞に影響を与えるという点が問題です。私たちの体の細胞の内側や外側には、いくつかのミネラル（電解質）が、電気を帯びたイオンという状態で溶けこみ、たがいに一定のバランスを保っています。

そのミネラルバランスが保たれてこそ、細胞膜を通しての物質の運搬やさまざまな細胞の活動が正常に行なわれるのです。

ミネラルの中でもとくに重要なのが、ナトリウムとカリウムのバランスです。細胞の内側にはカリウムが、外側にはナトリウムが多く、一定のバランスに保たれています。

しかし、**塩分の過剰摂取によってナトリウムが極端に多くなり、このバランスがくずれると、細胞の代謝に異常をきたし、がんの促進につながる**のです。

有害ミネラルを含む大型魚は控える

水銀などの有害ミネラルの摂取にも注意が必要です。**有害ミネラルもまた、細胞の代謝を狂わせ、発がんの引き金となる可能性が高い**からです。

健康な人ではただちに問題とはなりませんが、代謝の低下しているがんの患者さんにとっては、がんの進行につながる危険があります。

毒性が強いといわれる有機水銀は、水俣病で知られるようになりました。マグロやカツオ、カジキなどにはこの有機水銀が多く含まれています。

海には無機水銀が存在しています。無機水銀自体に毒性はありませんが、微生物によって、これが毒性の強い有機水銀にかわります。そして、プランクトン、小魚、中魚、大魚、と食物連鎖を通じて、大きい魚により高度に濃縮されます。これを食べた人間にも有機水銀が入ってくるのは当然です。

国もその毒性を危険視しており、2005年には厚生労働省が、「有機水銀の摂取による胎児への影響についての問題から、妊婦や妊娠している可能性のある人を対象に、魚介類のとりすぎに注意するように」という指針を出しています。

有機水銀は胎児の脳に蓄積され、生まれてくる赤ちゃんの言語や知能に障害をおよぼすリスクが明らかになってきたからです。

魚は小魚を中心に食べるように心がけてください。

昔にくらべ栄養素が減っている野菜

「野菜はがんの食事療法にもっとも重要なもの」

「がんになったらできるだけたくさんの種類の野菜をとること」

こう思っている人は多いのではないでしょうか。自然治癒力を高め、がんにも有効とされる「ゲルソン療法」のポイントも、新鮮な野菜と果物です。

しかし、昔と違い、野菜の栽培方法は激変しました。品種改良や遺伝子の組み換えが行なわれ、農薬や化学肥料も大量に使われています。

とくに農薬の多さでは、トマトが問題になっています。毎年、農薬中毒の症例が報告されますが、トマトを原因とした症例が毎回、上位に入っています。これはトマトのヘタに農薬が残りやすいことも影響しています。野菜の農薬は2、3回洗うと90％はとれますので、よく洗うことをおすすめします。

が、**野菜でもっとも問題となるのは、土壌のビタミンやミネラルが減り、野菜そのものの栄養素がほとんどなくなっていること**です。

科学技術庁資源調査会の調査によると、1952年には100g当たり約5㎎含有されていたトマトの鉄分が、82年の調査では0・3㎎と4分の1以下に、2000年度にいたっては測定不能という衝撃的な結果が報告されました。

がんに野菜がよいという根拠は、野菜に豊富なビタミンが含まれていることが前提です。同じ調査で、ほうれん草のビタミン含有量が50年前の約5分の1に減少しているこ

野菜の栄養が減っている！

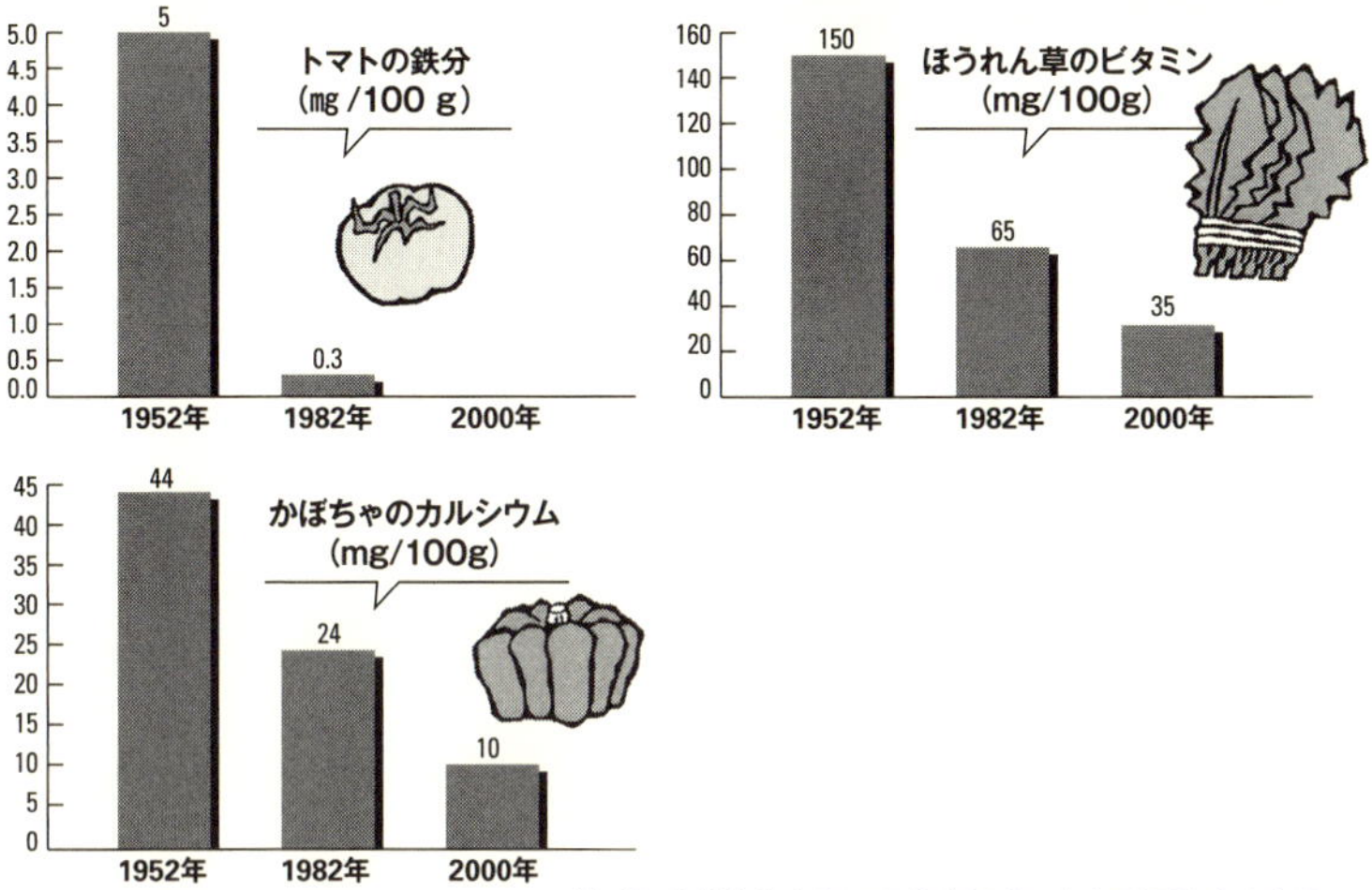

（資料：科学技術庁資源調査会編「日本食品標準成分表」）

とを考えると、現在は5倍の量の野菜を食べなければなりません。これは決して現実的とはいえないでしょう。

　ですから私は、がんの患者さんに野菜をとくにおすすめはしていません。

　もちろん、食べてもらうにこしたことはありませんが、あまり神経質にならないようにしてもらっています。

　栄養が不足した野菜を懸命に食べるよりは、マルチビタミンのサプリメントを摂取したほうが効率的ですので、これをすすめています。なぜマルチビタミンかというと、ビタミンC、ビタミンA、ビタミンEなどバラバラに売られているものから1種類だけを服用しても、あまり効果はないからです。

ただし、実証の人がビタミンを摂取すると、ビタミンの過剰摂取になってしまうことがあります。

水溶性ビタミン（ビタミンC、ビタミンB群など）は尿や便などから排泄されるので問題はないですが、脂溶性ビタミン（ビタミンA、ビタミンDなど）は排泄されずに体に蓄積してしまいます。

蓄積したビタミンは胃腸や肝臓障害を起こすなど、体に悪さをしますから、実証の人はこうした体調に変化が現れていないかどうか、よく観察するようにしてもらっています。

生野菜はNG
アク抜きもきちんと

野菜は生でサラダにして食べる、という人は多いでしょう。しかし、これはがん患者さんに限らず、健康な人にも非常によくないことです。冷えた野菜を生でとると、体を冷やします。

生野菜は消化がとても悪く、ビタミンの摂取によかれと食べても、あまり栄養になりません。虚証の人はもともと消化能力が低いのですが、がんの患者さんもまた、治療による副作用やがんそのものの影響により、消化・吸収力が衰えている場合が多くあります。

がんになった場合、生野菜は基本的にとらないようにしましょう。

また、「自然のもの＝体によい」と思われていますが、これも大きな間違いで、むしろ毒となることも多いのです。典型的なのはワラビやゼンマイのような山菜類で、発がん物質を含んでいます。

昔の人は、生活の知恵で、こうした自然界の毒を消すために熱を加える「アク抜き」という方法を考えました。現代人の寿命が延びたのも、こうした調理の技術が進歩したからなのです。

こげた部分は食べないこと

がんの患者さんには、肉より魚がすすめられます（ただし、大型の魚は除く）。しかしながら、焼き魚などでできた「こげ」は食べないようにしましょう。

肉や野菜などのアミノ酸がこげると、ベンツピレンという発がん物質が発生します。また、こげた部分には、変異原物質（生物の遺伝情報に変化を引き起こす作用を有する物質または物理的作用）が存在します。

具体的にはヘテロサイクリックアミンという物質で、この変異原物質をえさに混ぜてラットに食べさせると、大腸がん、肝がん、前立腺がんなどのがんが発生することが明らかになっています。

日常食べている程度のこげではがんはできないという意見も多いのですが、発がん物質は蓄積される恐れがあります。ましてや、すでにがんになっている方は、リスクがあると考えられるものは控えたほうがいいでしょう。

変異原物質では、ニトロソアミンにも注意が必要です。

ニトロソアミンはたばこに多く含まれますが、食べ合わせによっても発生します。加熱した肉や魚に含まれているアミンと、漬け物や生野菜に多く含まれる亜硝酸をともに摂取すると、胃の中の酸性条件下でニトロソアミンがつくられることがわかっています。

漬け物には塩分が多く含まれていることもあり、控えめにしましょう。

また、野菜は生食を避け、加熱して食べる習慣を徹底させれば、食べ合わせによるリスクは減るでしょう。

カロリー抑えめ がんには粗食がよい

これまでの食養生のポイントを読んでいただければ、がんの治療のための養生において、全体のカロリーは抑えめがよいということはおわかりいただけたかと思います。

がんには粗食がよいことがわかっています。

中には進行がんの患者さんに1日1食しかとらせないという食事療法を行なっている医師もおり、効果をあげています。末期がんで余命1カ月という人が、3カ月、半年と延命する例があります。

ですから、がんを発病した方には、177ページにまとめたポイントを守っていただいたうえで、全体の摂取カロリーは現体重を維持する程度に抑えていただきます。とくに、糖分とアミノ酸は徹底して控えるようにしましょう。体脂肪の多い人は、夕食の主食を抜くこともおすすめです。（ただし虚証の場合は、あまり極端にカロリー制限をしすぎると免疫力が落ちてしまうので、注意が必要です）。

食事療法は自宅にいるあいだは比較的行ないやすいのですが、入院中が問題となります。西洋医学の栄養に対する考え方は、漢方とまったく逆で、患者に体力を補わせようとして一生懸命に食事をとらせようとします。正常細胞が活発に働き機能するよう、しっかり栄養補給を行なおう、というわけです。

しかし、無理に栄養補給をしようとすると、かえって危険です。

抗がん剤などの副作用で吐くと、その分、なんとか食べさせなければと看護師さんたちも真剣になりますが、それも不要です。

というのも、抗がん剤治療では、吐き気がひどい人ほど効果が得られることがわかっているからです。治療によって薬ががん細胞に作用すると、免疫細胞は刺激され、「がんをやっつけなければ」と戦闘態勢になります。抗がん剤治療でやせるのは、むしろよいことなのです。

こうしたことを理解できない西洋医学一辺倒の医師から、非難されたこともあります。がんの栄養指導を行なっていた患者さんが、手術を受けた病院で、病院食をあまり食べないことがあり、その理由を知った主治医が、怒って私のところに電話をかけてきたのです。そのときの主治医の言い分は、次のようなものでした。

「なぜ、あんなことをいうんだ。ちゃんと食べなければ、体の栄養補給ができないじゃないか」

しかし、すでに説明したとおり、がん細胞は、とりすぎた栄養を取りこんで大きくなってしまいます。入院期間中でも、最低限、糖分とアミノ酸、冷たいものは控えることが大事です。

最近では、こうした栄養のことを理解してくれる西洋医学の医師もずいぶん増えてきています。

がんにおける食養生のポイントまとめ

これまでお話ししてきたがんの食養生のポイントをまとめると、次のようになります。

①三度の食事を規則正しくとる。間食・夜食は一切禁止
②とくに朝食はしっかり、夕食はできれば主食を抜いて控えめに
③糖分は控える
④果物のとりすぎに注意
⑤アミノ酸のとりすぎに注意

⑥冷えた食べ物や飲み物は摂取しない
⑦脂肪は控える
⑧塩分は控える
⑨大型魚は控える
⑩野菜は加熱処理とアク抜きを
⑪こげたものには注意
⑫カロリー控えめの粗食にする

体を温め、消化器をいたわるやさしい食事が、がんの養生には必要なのです。

しかし、たいていの人は、がんになる前はまったく正反対の食生活をしています。冷たい飲み物や食べ物。深夜まで暴飲暴食をしていた方もけっこういます。

そのために体が悲鳴をあげていたのですから、食事の改善はがんだけでなく、全身の健康状態を改善するはずです。

食事が改善されてくると、漢方薬の効きもよくなってきます。食養生は、漢方では切り離せないものなのです。

日常生活の注意点
体を冷やさないこと

食事以外の養生でも、いくつか指導していることがあります。よく眠ることやきちんと排便することの大切さについては、3章の免疫力のところでご説明しました。

もう一つ大事なことは、「体を冷やさないこと」です。

がんは冷たいところを好むといいました。冷えた食事や飲み物を制限する必要があるのは、このためです。

同じ理由で、衣服などにも注意が必要です。冬は帽子やマフラーなどで熱を逃がさないようにし、シャワーでなくお風呂にゆっくりつかる習慣もいいでしょう。

夏は冷房に注意し、上着を必ず持参します。夏はバスタブに入るのが敬遠されがちですが、ときにはぬるめのお風呂にゆっくりつかると、体の芯から温まります。熱いお湯が苦手という人は、フットバスがいいでしょう。足元を温めるだけで、全身の血行がよくなります。

とにかく、**がんの居づらい環境をつくるためには体を温めることがポイント**なのです。

また、意外かもしれませんが、ボディスーツやガードルなどの締めつけすぎる下着も血行を悪くし、冷えを悪化させるので注意が必要です。アメリカでは乳がんの発症にブラジャーが関与しているという報告がされ、一部で話題になっています。

きつい下着で体が締めつけられると、老廃物や毒素を排泄するリンパの流れが障害されます。こうした点からも、下着の選び方には注意をはらったほうがいいといえるでしょう。

第6章

がんの予防、末病を治すための養生

本書のメインテーマは、漢方の考え方を取り入れた「がんの戦略的組み合わせ治療」の考え方や実際の方法を紹介するものであり、あくまでもがんと診断された人、がんと闘病されている方が対象です。

しかし、漢方でもっとも得意なものの一つは、病気の「予防対策」であり、「未病対策」です。つまり、がんにさせない、あるいはがんが発症しそうな体の異変を察知し、これを防御する知恵が、昔から漢方にはあるのです。

そこでこの章では、がんにならないための養生について紹介していきたいと思います。

寝食を忘れて働く人はがんになりやすい

進行したがん患者さんをお見舞いに行った人は、やせ細った姿を見て、「虚弱で体力のない人ががんになるのだなあ」と思ったことがあるかもしれません。

しかし、これは違います。やせてしまったのは、抗がん剤の副作用やがんの進行によって体力を奪われたからで、がんになる前の患者さんはたいへん元気で、頑強。普段から病気とは無縁だった人がほとんどです。

仕事をてきぱきとこなし、徹夜もへいちゃら。仕事が終わったら飲み屋にくりだし、夜中に帰宅。数時間眠れば元気になり、疲れもみせずにすっきりした顔で現れる。当然、周囲の評価も高く、出世コースを順調に歩んでいる……。

こんな人たちが「がん体質」の典型例といっていいでしょう。

普段は元気な人たちですから、ある日、突然のがん宣告を受けてそれはびっくりします。「なんでこの私ががんに……。体力には自信があったのに……」というわけです。

しかも、こうした人たちは不調のサインに気がつかないため、普段、めったなことでは病院には行きません。このため、症状が出たときはもう手遅れであることがほとんどです。

こうしてみると、現代人の多くは、がんになりやすい生き方をしているといっていいでしょう。

かつての日本のように、終身雇用で定年まで会社に面倒をみてもらえるという時代ではなくなりました。実力主義という名のもとに、成果をあげない社員にはリストラが容赦なく控えています。高収入が魅力とばかり外資系企業を望む若者も増えていますが、外資系企業の多くは、過酷な生き残り競争をかけて不眠不休で仕事をするのは当たり前という雰囲気があります。

携帯電話やパソコンの普及も生活を一変させました。こうした機器は便利である一方、旅先でも自宅でも仕事から逃れられなくなります。

食事の欧米化ががんの要因としてよく指摘されていますが、**日本人の生き方そのものが大きく変わり、そのことががん患者を生み出している**大きな原因だと考えられます。

「未病」のうちに治し「末病」のがんを遠ざける

漢方では、体質を大きく、実証《じっしょう》・中庸《ちゅうよう》・虚証《きょしょう》の3つに分類しています。このうち健康なのは中庸だけで、実証、虚証とも漢方では未病《みびょう》の状態ととらえ、治療や養生の対象となります。

未病とは、「だるい、疲れやすい、食欲がない」など気になる症状が続いているにもかかわらず、検査結果には異常なしで病気とは診断されなかった、でも体の不調は消えない……、このような状態をいいます。

未病という言葉は、最近、急速に広まりつつあります。数年前までは医師にも浸透していなかったため、「未」を「末」と間違えて「すえびょう」と読み違える人さえいました。今では、「Mibyou」として、世界的にも認められるようになっています。

この未病を、漢方では治療の対象となる病気と考えます。**未病は一種の「半病状態」「半健康状態」のことで、すでに病気に向かっている状態**とされているからです。この点が「予防」とは違うところです。

予防とは健康体の人に使われる言葉です。火事にたとえるとわかりやすいのですが、消火器や火災報知器の設置の点検などがこれに相当します。医療でいえば、予防接種がこれに相当するでしょう。

これに対して、未病はボヤが起きている状態です。ボヤは火こそ燃えていないものの、ほうっておけば当然、本格的な火事、つまり病気になります。しかし、一方で、ボヤならコップ1杯の水をかけてあげるだけで鎮火します。このときのコップ1杯の水が漢方薬や鍼灸《しんきゅう》であり、養生に相当します。

不調の原因が患者さんの体質および日常生活のひずみからきたととらえ、患者さんの体を健康な状態に近づけるために、その人に合った方法で治療を行なうという点も特徴です。ですから、まったく同じ症状を訴えた2人がいたとしても、それぞれに治療法は違うというわけです。

この点、西洋医学はどうでしょうか。そもそも、未病という概念がありませんから、不調を訴える患者さんには十分な対処ができません。

たとえば、倦怠感《けんたいかん》を訴えて受診をしても、検査で異常が出なければ「病気」とは診断されません。胃痛や頭痛などに対して薬がありますが、あくまでも症状を抑えるだけです。根本原因がなくなったわけではなく、体が健康にもどったわけでもありません。

にもかかわらず、患者さんは、対症療法の薬を飲んで、病気が治ったような錯覚に陥ってしまいます。胃薬や頭痛薬を飲んで残業をしているような人たちがたくさんいるでしょう。これでは本格的な病気に移行しかねません。

こうして考えると、西洋医学は未病治療には不向きであることがわかると思います。西洋薬を服用することは、ボヤなのに消防車を呼び寄せて放水するようなものです。火は消えても水浸しで、その家は当分、使えなくなります。

なぜ実証ががんになりやすいのか

実証と虚証のイメージをつかんでいただくために、私が考えたのが左ページのイラスト図です。図は、実証と虚証の人、それぞれの一生をあらわしています。

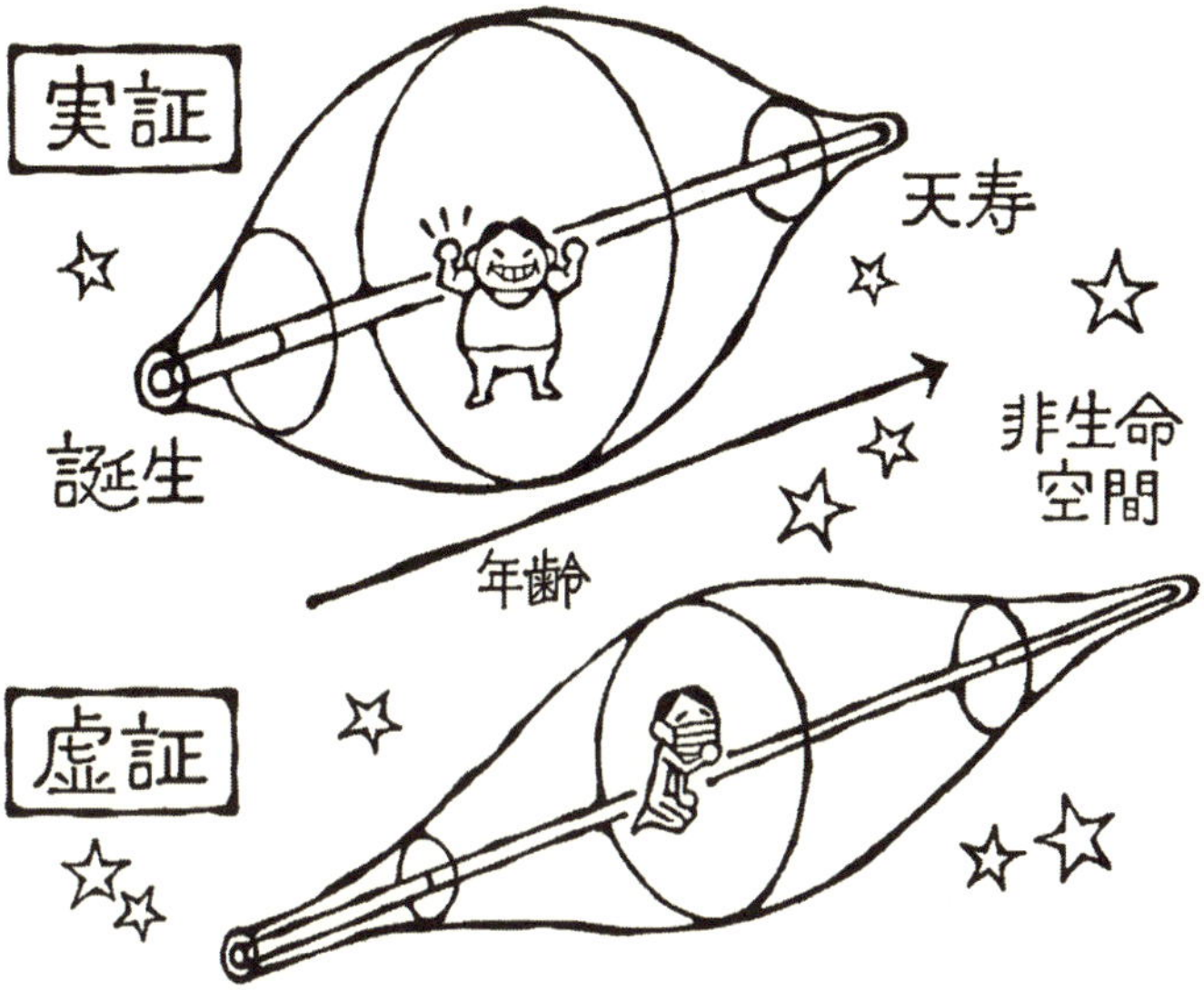

私たちの一生は、宇宙レベルでみれば星くずみたいなもの、あるいは流れ星みたいなものともいえます。その流れ星が、宇宙の中にぽっかりと浮かんでいます。こうしたイメージを、図は表しています。

ご覧のとおり、実証の生命空間は大きくふくらんでいます。これは多少の変化が起きたり、負荷がかかったりしても、それらに対応できることをあらわしています。

たとえば、仕事のトラブルが発生して徹夜せざるをえなくなっても、十分に対応することができます。あるいは、多少の風邪程度はものともせずに、仕事や勉強にまい進することができます。

それに対して、虚証の生命空間は非常

に狭く、徹夜などしたら、翌日は使いものになりません。頭も体もすっきりせず、ぼけーっとだらけてしまいます。もう死ぬんじゃないかと思ってしまう人さえいます。

鼻水がちょっと出るくらいでも、病院に行ったりします。少しのことで体調をくずし、そのまま非生命空間のほうに行ってしまう、つまり亡くなってしまうこともめずらしくありません。

しかし、この図を注意深く見てください。生命空間の長さは、虚証のほうが長くありませんか？　これは実証の人は無理がきく分、実際に無理をしがちで、そのまま非生命空間に突然行って（逝って）しまいがちだからです。

働き盛りでがんに倒れた人たちに、「あいつは昔から元気で楽しいやつだった」といわれる人が多いのはこのためで、まさに実証は太く短い人生です。「そんなに無理をすると体を壊すよ」と周囲が忠告しても、その忙しさが本人には心地よいだけにやめられないのです。

私の知り合いにもこうした人がおり、奥さんから「このままでは過労死してしまう」と相談され、2人で「生活をあらためるように」と必死で忠告しましたがダメでした。結局、本当に過労死してしまったのです。

虚証の人は、食べるものがなかった時代にはたしかにたいへんでした。栄養不足で結核にかかり、命を落としたのはほとんどが虚証です。

しかし、経済が豊かになり、医療が発達した現在、虚証の命は助かりやすくなっています。むしろ、虚証はほんの少し体に異変を感じただけでも気力が萎《な》え、意気消沈し、心配になって仕事を休んだり病院に行ったりと、体をいたわりながら生活することもあって、たとえ病気をもっていても、養生していれば100歳を超えて長生きする人も多いのです。

最高の健康状態である中庸に近づけていく

証《しょう》の中でもっとも病気をしにくいのが中庸です。

英語で言うと「Optimum Health（オプティマムヘルス）」。

オプティマムヘルスは簡単にいえば、「最高の健康」。心も体も生き生きとしていて、人間として最高（オプティカル）の健康状態であることを示し、70歳なら70歳でつくりうる最高の健康、50歳なら50歳の、つまりそのときそのときの年齢での最高の健康状態を表している言葉です。

ですから、私たち漢方医は、患者さんがやってきたらまず、証を診断することに時間をかけます。

人間はだれもが多かれ少なかれ、実か虚に偏っており、完全に中庸ということはありません。この偏りが大きいと病気になりやすいため、持っている体質を中庸にできるだけ近づけるような治療を行ないます。これが養生です。

この結果、がんをはじめとした病気になりにくい体に変わっていくわけです。

がんにならないための養生 脂肪の多い食事は避ける

がんにならないための養生について、具体的に説明していきましょう。

食事や日常生活については、5章「がんを治すための養生」と基本的には同じです。

がんになりやすい食事、生活習慣というものがあり、それを続けていたことが発症の大きな原因なのですから、それを避けることが予防につながるのは当然です。

特に重要なのは食生活です。

日本で食事摂取量が変わったのは、昭和40年代に入ってからです。その後、肉や牛乳、

1950年に対する1人1日あたりの食品摂取量の比

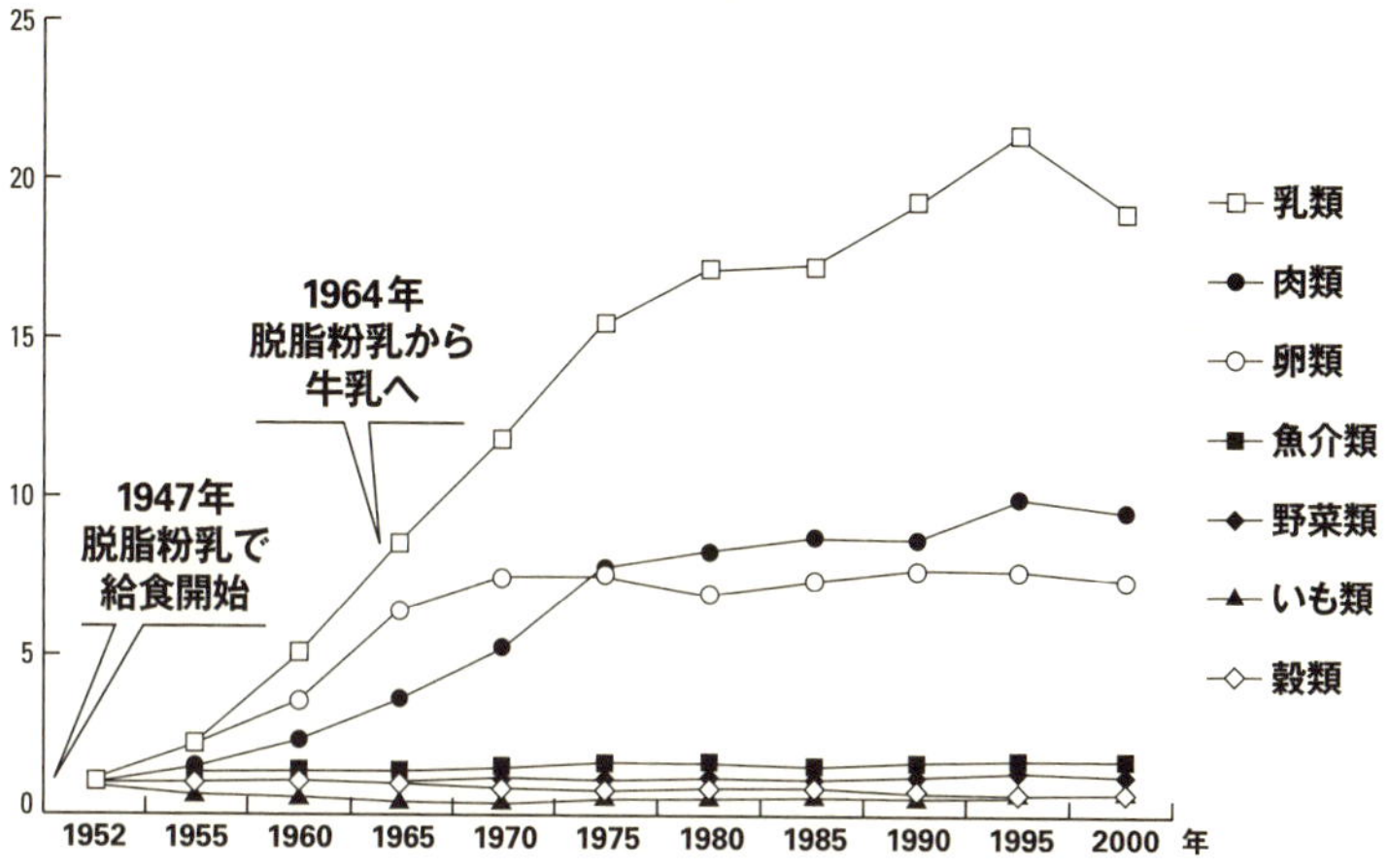

（資料：厚生労働省「国民栄養の現状」）

乳製品、油脂類の摂取量が急増しました。

とくに牛乳などの乳製品は突出しており、１９５０年と比較すると20倍近くになっています。１９４７年に脱脂粉乳で給食が開始され、１９６４年にはこれが牛乳にかわりました。このことも大きな理由となっているでしょう。

食事の変遷にともなって、がんが急増してきました。中でも、大腸がんと乳がんの増加が顕著です。

２００６年の統計では、大腸がんで亡くなった方は、男女合わせて約４万１０００人。１９５５年には４２００人程度ですから、この50年の間に10倍に増えたことになります。

乳がんのほうは、１９７５年のデータ

から比較すると2倍以上に増えています。乳がんは現在、30～64歳における日本女性のがん死亡率の第1位で、現在、20人中1人の女性が一生涯の間に乳がんになり、1年間に乳がんにかかる女性は約4万人に達するという報告です。

ご存じのとおり、**大腸がんと乳がんは欧米型のがんといわれ、脂肪の多い食事や乳製品の摂取が危険因子の一つ**といわれています。

肥満にならない やせすぎない

前項ともかかわってきますが、がんにならないためには太りすぎないことが大切です。なぜ肥満がよくないのでしょうか。

肥満は栄養の過剰摂取で、余った脂肪などが体につくことによって起こります。このとき、がん細胞でも同じようなことが起こっています。

正常細胞をはじめとしたほとんどの組織は、一定の栄養をとれば飽和状態となって、それ以上の栄養を求めません。しかし、がん細胞だけは無限に栄養を摂取して、体の中で大きく広がり続けることができるのです。

つまり、**余計な栄養を体に取りこむほど、がんの進行が早くなり、転移しやすくなる**わけです。

私がアメリカ留学中に行なった動物実験ですが、生まれながらに乳がんになるように育てられた実験用のマウス（C3H／Heと呼ばれるマウス）では、寿命は平均して8～10カ月です。ちなみに、正常なマウスの平均寿命は2年です。

そこで、このマウスに与える栄養を3分の1減らし、さらに脂肪分を4分の1にすると、がんになりにくくなりました。健康なマウスと同じように2年間生きることが確認されたのです。がん細胞への栄養が制限されて、がんの進行がストップしたと考えられています。

カロリーを制限すると長生きすることは、あらゆる実験動物において確認されています。えさの摂取カロリーを通常量の70％に制限された動物は、好きなだけえさを食べることのできる動物にくらべ、1・4～1・9％長生きするとされています。

では、具体的に、私たち人間はどのくらいの体重を維持すればよいのでしょうか。

ダイエットの本にはよく、BMI（体格指数）や標準体重といった言葉が並んでいます。

しかし、漢方では体格もその人の個性と考えます。やせ気味、太り気味とそれぞれの人の体格があり、標準体重からくらべて極端に体重が多い、少ない、といったことでなければまず問題はありません。

栄養の消化や吸収を含む体の代謝は、その人の体に合わせて行なわれています。それでバランスがとれているのです。急激なダイエットや急激な体重増加は代謝を狂わせ、体のメカニズムを狂わせます。

ですから、肥満はよくないといっても、無理にやせすぎないほうがいいのです。体重の目標は「現状を維持する」ということでよいでしょう。

メタボの人はがんにもなりやすい

メタボリックシンドローム、いわゆるメタボは、体の代謝にさまざまな悪さをする内臓脂肪が蓄積された状態をさします。

日本肥満学会による基準では、男性で腹囲85㎝以上、女性では90㎝以上。これに高血糖、高血圧、脂質異常（高脂血症など）といった危険因子が2項目以上あてはまると、メタボと診断されます。

メタボの人では、高血圧や高脂血症、糖尿病などさまざまな生活習慣病が起こりやすくなり、10年後の虚血性心疾患《きょけつせいしんしっかん》(狭心症や心筋梗塞《こうそく》)の危険度が、正常な人にくらべ36倍も高くなることが指摘されてきました。

実証は、まさにこのメタボの人たちのことです。体が頑強で、いくらでも飲み屋をはしごできる。深夜のラーメンも軽くたいらげてしまうのですから、メタボになって当然かもしれません。虚証の人にはまねをしたくてもできない体力です。

実証の人はまた、栄養分の吸収がよく、虚証では胃に負担がかかってなかなか食べられないようなステーキも軽くたいらげてしまいます。

さらにメタボの問題点として、これほど命にかかわる状況なのに、自覚症状がないことがよくいわれます。たしかに、血圧や血糖値が高くても症状には出てきません。実際、実証の人は、血圧が高いほうが元気と感じていることが多いのです。

メタボである実証ががんになりやすいことは、すでに漢方の世界では明らかですが、西洋医学的にもこのことが証明されつつあります。

一つの例は、メタボと大腸がんの研究です。山形大学医学部の河田純男教授らは大腸ポリープの一種で、大腸がんに進行する恐れがある大腸腺腫《せんしゅ》の発症とメタボの相関関係についての研究を報告しています。

調査では、大腸腺腫と診断された男女51人（平均年齢59歳）に対し、CT（コンピュータ断層撮影）検査によって内臓脂肪の蓄積状況を精密に計測しました。その結果、大腸腺腫の患者さんの群では、内臓脂肪の断面積が平均99㎠。比較対象として測定した健常な52人の平均67㎠を大幅に上回っていたといいます。

こうした結果について、同調査では、内臓脂肪細胞によってつくられる「アディポネクチン」という生理活性物質とのかかわりを指摘しています。

アディポネクチンは脂肪細胞によってつくられる善玉物質で、動脈硬化の進行を予防するほか、細胞の炎症を抑える働きがあります。

標準体格の人にはこのアディポネクチンが多く存在しますが、内臓脂肪の多い人ではこの物質が十分に分泌されないことが明らかです。このことが、細胞の炎症からがん化を引き起こすと考えられています。

なお、最近発表されたアメリカ・サウスカロライナ医科大学の報告によると、全米規模の聞き取り調査で、メタボの患者は一生のうちに大腸がん（結腸がんと直腸がん）を発症するリスクが、健康な人にくらべ75％も高いことがわかったといいます。

病気が特定の食べ物を欲しがらせる

漢方では、昔から「病気が食べ物を欲しがらせる」といいます。

漢方では食事指導を熱心に行ないますので、患者の食の好みが自然とみえてきますが、同じ病気を抱える患者は食の嗜好《しこう》も似ています。

先ほど申し上げた糖分、つまり、甘いものや果物ばかりを食べたくなる人は糖尿病やがん、アトピー性皮膚炎の患者さんに目立ちます。また、アトピーの患者さんではスナック菓子を好む人も多いのが特徴です。

しかも、こうした食べ物を発病の少し前から好んで食べるようになった、という人が目立ちます。それまであまり食べたことがなかった甘いものをやたらと食べたくなり、しばらくしたらがんが見つかった、というようなケースです。

同じものばかり食べるようになったり、食の嗜好が急にかわったりという場合には病気を疑い、できるだけ食べたいものを我慢すべきです。このことが、がんの予防につながります。

がんになり、治療を開始したら、そのがんとかかわりのある食べ物は徹底してやめなければなりません。これが再発の予防にもつながります。食事と病気には深いかかわりがあるのです。

西洋医学でも、食事と生活習慣病のかかわりについては熱心に研究が行なわれており、お酒の飲みすぎが肝機能を悪化させる、塩分の過剰摂取が血圧を上昇させる、コレステロールの高いものが高脂血症を引き起こす、などが指摘されています。

近い将来、がんの食事療法についても、取り組みが行なわれるのではないかと期待しています。すでにアメリカでは、がん患者の食事指導が熱心に行なわれています。

肺がんが増えている調理時の換気にも注意

最近、増えているがんの一つが肺がんです。日本における肺がんの死亡率・罹患率は上昇を続けており、がん死亡の原因は男性で第1位、女性でも第3位になっています。

肺がんといえば「喫煙をする男性の病気」というイメージが強いですが、最近では非喫煙者の肺がんも増えてきました。

愛知県がんセンターの統計では、手術を受けた人のうち1982〜83年は24%であった非喫煙者が、1998年には34%となっているということです。肺がんの原因にはたばこ以外に、大気汚染ディーゼル、職業性の発がん物質（アスベスト、鉛、クロムなど）もあります。

さらに最近注目されているのは、調理とのかかわりです。**魚を焼くときや油ものを調理する際に出る油煙《ゆえん》を吸いこむと肺がんになりやすい**ことがわかってきたのです。料理をつくる人は十分注意すべきでしょう。実際、肺がんの女性は増加の傾向にあります。

普段から調理のときは換気扇をしっかりと回し、換気をよくすることを心がけましょう。

実証並みに働く女性が増え女性のがんが急増

肺がんに限らず、女性のがん患者さんが増えています。

日本女性の乳がんは現在、20人に1人という頻度で発症しています。欧米では8人に1人と非常に多いがんですが、近い将来はこの数字に追いつくことになるかもしれません。

乳がんは、壮年女性（30〜64歳）ではがんの死亡者数の第1位となっています。現在、乳がんの専門家となる乳腺外科医の数が足りない状況です。

女性は、ほとんどの人が虚証です。しかし、がんになる女性が増えているのは、男性並みに働く女性が増えたことと無縁ではないと思います。医学的にみれば、月経がある女性はホルモンの影響などから体に不調が起こりやすく、あまり無理がきかないのです。ですから、昔は生理休暇をとる女性がたくさんいました。

しかし、男女雇用機会均等法が施行されてからは、それこそ男女の区別なく働かなければならない雰囲気が社会にあります。

もともと虚証だった女性が深夜まで仕事を続けていたりすれば、実証と同じようにがんのリスクが高まります。また、仕事と育児の両立、介護などのストレスがきっかけで、がんになる女性もいます。

さらに夫が実証であった場合、深夜に帰宅する夫を毎日待つなど、夫のペースに合わせた生活を続けたことが、がんを発症させるきっかけになっていると思われる人もいます。

思いあたる方は注意するべきでしょう。

不調があれば漢方薬を使ってみる

倦怠感、めまい、冷えなど、体が健康を害し始めると、さまざまな兆候が現れます。これが漢方でいう未病の兆候です。

未病の兆候があったら生活をあらためため、養生にしっかりと取り組む必要がありますが、このような場合、コンディションを微調整するのに漢方薬を使うのも一考です。

西洋薬と違って漢方薬は、その人の偏った証（体質）を中庸の状態に近づけてくれます。漢方薬で体質が変わると、体は健康にもどり、感じていた不調もよくなってきます。

漢方薬は一般の薬局でも広く取り扱われるようになりました。血液検査をはじめとした西洋医学的な診断で異常が見つからず、症状も軽いとなれば、まずは薬局で相談し、体に合う漢方薬を処方してもらってもいいでしょう。

それでも思わしい効果が出ないときは、漢方を処方してくれるクリニックを受診し、漢方治療を受けることをおすすめします。

がん予防、再発・転移予防のための漢方薬

「漢方薬でがんの予防はできるのでしょうか?」という質問をよく受けます。

漢方には、「未病を治す」という考え方があります。がんでいえば、C型肝炎持続感染者、喫煙者、腫瘍マーカーが高い、などの人が未病状態といえます。こうした人たちには、養生とともにその人に合った漢方薬を処方する治療を行ないます。鍼灸《しんきゅう》治療やツボ押しなどをおすすめすることもあります。

治療により免疫機能が高まると、がんになりにくい体質となり、がんの予防と、**リスクは高いもののまだ発症していないがんの未病状態が改善**されます。

また、**再発・転移予防にも漢方薬は有効**です。検査で発見できなかったり、手術後に残った微小ながん細胞が成長したりする結果、再発につながります。がん細胞が離れた臓器に飛んで、新たな腫瘍を形成(転移)することもあります。

再発・転移予防としては食生活を中心とした食養生が欠かせませんが、さらに治療効果を高めるためには漢方薬と免疫療法(活性化自己リンパ球療法)との併用が有効です。

がんの予防と未病の治療に使われる漢方薬

どの証にもおすすめ	四逆散合三黄瀉心湯《しぎゃくさんごうさんおうしゃしんとう》 →過剰な実証体質を中庸にもどし、免疫力を強化する	
実証の人には	**みぞおちのつかえ、便秘または下痢、耳鳴り、肩こり**	大柴胡湯《だいさいことう》
	月経不順、骨盤内の炎症、体の痛み	折衝飲《せっしょういん》
中間証の人には	**食欲不振、口渇、全身倦怠感**	小柴胡湯《しょうさいことう》
	乳腺の痛み、冷え、胃腸炎、頭痛	五積散《ごしゃくさん》、烏苓通気散《うれいつうきさん》
虚証の人には	**喫煙歴、食欲不振、貧血、冷え、下痢**	人参養栄湯《にんじんようえいとう》、帰脾湯《きひとう》

再発・転移を防止する漢方薬

どの証にもおすすめ	十六味流気飲《じゅうろくみりゅうきいん》 →気虚をともない上半身に腫瘍が認められる状態に応用	
実証の人には	**不安、消耗状態、肥満**	紫根牡蠣湯《しこんぼれいとう》
	便秘、のぼせ、月経異常	大黄牡丹皮湯《だいおうぼたんぴとう》、通導散《つうどうさん》
中間証の人には	**貧血、咳、歩行困難**	続命湯《ぞくめいとう》
虚証の人には	**言語障害、呼吸困難、頭痛**	小続命湯《しょうぞくめいとう》
	疲労倦怠感、食欲不振、手足の冷え、貧血	八珍湯《はっちんとう》、天王補心丸《てんおうほしんがん》

column
5

肝臓がんを予防する漢方薬

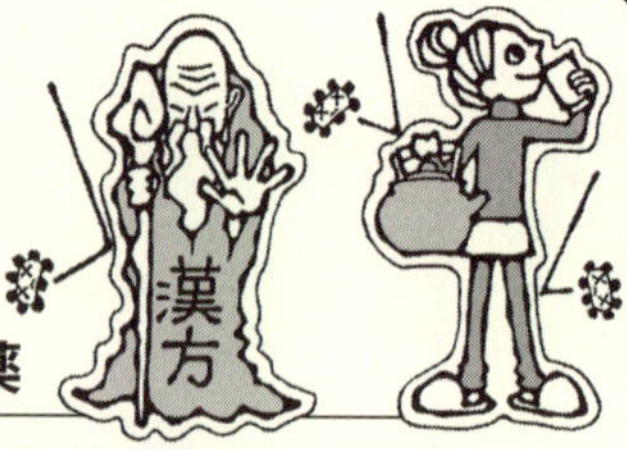

漢方薬の中には、がんを予防する効果が確認されているものもあります。代表的なものが小柴胡湯《しょうさいことう》で、肝臓がんの予防によいといわれています。

肝臓がんの大半を占める肝細胞がんは、肝炎ウイルス（おもにB型、C型）に感染後、慢性肝炎、肝硬変を経て、30年ほどで発症するケースが多いようです。慢性肝炎とわかったら、インターフェロンによる治療や抗ウイルス薬のリバビリンとインターフェロンの併用療法が最優先されますが、すべての患者さんに有効なわけではありません。また発熱などの副作用も問題になります。そこで西洋薬でよくならない人に、古くから肝臓病に効果をあげてきた小柴胡湯を投与する考え方が出てきました。

C型慢性肝炎の患者さんに小柴胡湯を3年間投与し、追跡調査を行なった研究では、肝硬変の予防効果が確認されています。B型慢性肝炎に対しては、小柴胡湯単独もしくはこれに桂枝茯《けいしぶく》苓丸《りょうがん》を加えて長期間投与したところ、14例のうち10例（71.4%）でウイルスの数が減り、陰性になるという結果が出ています。

なお、小柴胡湯をはじめとする柴胡《さいこ》の入った漢方薬では、長期に投与していたケースで間質性肺炎が起こりやすく、死亡例も出てセンセーショナルに報道されました。しかし、専門医が患者さんの状態をみながらきちんと処方をすれば、このような危険はまずありません。

第7章

ぜひ知っておきたい、がん治療の最先端の西洋医学

体にやさしく効果的になった西洋医学

一昔前のがん治療は過酷なものでした。手術ではがんを取り除く大がかりな手術が施行され、がんは治療できても「食べ物がうまく食べられない」「体が思うように動かせない」など、その後の後遺症に苦しむ人が大勢いました。

抗がん剤治療にしても、吐くのは当たり前で、患者さんはもちろん、ご家族も見るに忍びなかったことでしょう。

しかし、西洋医学におけるがんの治療は急速に進歩しました。

手術では内視鏡手術や腹腔鏡《ふくくうきょう》手術など、体に負担の少ない方法が普及してきています。抗がん剤や放射線治療では副作用を改善する薬が開発され、漢方薬も積極的に使われています。漢方薬の活用で、西洋医学的治療のよさがより引き出されるようになっていま す。

がんの患者さんが漢方を求めるとき、しばしば、「西洋医学と漢方のどちらを選ぶか」という議論になりがちです。

しかし、本書で述べてきたように、**どちらを選ぶかというのは大きな間違いで、がん治療においては西洋医学のメリットを大いに利用すべき**です。そのうえで、漢方もうまく治療に組みこむということでしょう。

西洋医学の標準治療が終わり、やることがなくなったとしても、漢方で体の状態がよくなれば、再度、効果が期待できる西洋医学的治療を受けることもできます。そのことをふまえて、前向きに治療を受けてください。

そのためにも、西洋医学での最新がん治療動向は知っておく必要がありますので、この章では代表的なものをご紹介していきたいと思います。

抗がん剤の進歩①
数種類を組み合わせる多剤併用療法

現在、日本で使われている抗がん剤は100種類以上あり、投与方法もさまざまですが、もっともよく行なわれているのが「**多剤併用療法**」です。

多剤併用療法とは抗がん剤を2~5種類組み合わせる方法で、組み合わせ法もAとBを交代で投与する方法と、同じタイミングで投与する方法などがあります。組み合わせるという発想は、漢方薬そのものといえるでしょう。

また通常量をはるかに超えた量の抗がん剤を一度に投与する「**超大量化学療法**」もあります（白血病や悪性リンパ腫による場合がそうで、治療で骨髄がダメージを受けることがあるので、大量投与のあとにはドナーから提供された骨髄のもとになる幹細胞を移植することがあります）。

抗がん剤の治療は全身療法だけではなく、点滴用の抗がん剤を直接投与（局所投与）する「**局所投与法**」もあります。

代表的なものが、肝がんに対して行なわれる「肝動注《かんどうちゅう》化学療法」です。抗がん剤が全身にいきわたらず、濃度が高い状態でがん細胞に届くので、高い効果が期待でき、副作用が局所的にしか起こらないという利点があります。

抗がん剤は再発予防だけでなく、術前に投与してがんの縮小を期待したり、放射線治療の効果をあげるために行なわれたり、とさまざまな方法があります。また、膵臓《すいぞう》がんに対するジェムザールのように、難治がんに対する抗がん剤も開発されるなど、抗がん剤の進歩には常に期待がかかるところです。

抗がん剤というとその副作用ばかりがクローズアップされますが、漢方薬を上手に取り入れて、ＱＯＬを低下させずに効果的ながん治療を受けていただければと思います。

抗がん剤の進歩②
がん細胞を狙い撃ちする分子標的薬

抗がん剤の進歩でもっとも期待されるのが、「分子標的薬」です。

これまでの抗がん剤は、細胞レベルで作用し、がん細胞の増殖を抑えたり、アポトーシス（自死）をうながしたりしていました。

これに対し、肺がんのゲフィチニブ（商品名イレッサ）、乳がんのトラスツズマブ（同ハーセプチン）、非ホジキンリンパ腫のリツキシマブ（同リツキサン）などに代表される分子標的薬は、その名のとおり分子レベルで作用し、がん細胞の増殖を防ぎます。

従来の薬は、正常な細胞、とくにがん細胞と同じように増殖や分裂の早い粘膜細胞や造血幹《ぞうけつかん》細胞などにも障害を与え、これが副作用の原因になっていました。

分子標的薬は、がん細胞に多くあらわれる受容体や酵素に作用するため、がん細胞だけを狙い撃ちできるとされています。

ただし、当初期待されたほどは効果がないことがわかってきたのも事実です。がん細胞にだけ作用すると考えられていたのが、正常細胞にも作用して重い副作用があること

分子標的薬の種類

イブリツモマブチウキセタン	難治性の悪性リンパ腫の治療薬。CD20という標識たんぱくを持つがん細胞を探して、増殖を妨げたり、死滅させたりする
イマチニブ	日本では慢性骨髄性白血病と消化管間質腫瘍に対して承認。とくに慢性骨髄性白血病に効果が高いといわれている
エルロチニブ	切除不能な再発・進行性の非小細胞肺がんが対象。「シグナル阻害剤」とも呼ばれ、がん細胞の表面にあり、がんの増殖にかかわるチロシンキナーゼの働きを阻害して、がん細胞の増殖を抑える
ゲフィチニブ	世界に先駆けて日本で承認された分子標的薬。ほかの抗がん剤の治療効果がなく、手術が不可能な再発した非小細胞肺がんが対象。間質性肺炎による死者が相次いで問題になったが、経験豊富な専門医によって慎重に用いられれば、有効とされる
ゲムツズマブオゾガマイシン	再発または難治性で、CD33抗原が陽性の急性骨髄性白血病に用いられる
スニチニブ	消化管間質腫瘍と腎臓がんが対象。血管新生に関与するVEGF受容体と、腫瘍増殖に関与するPDGF受容体などが標的
セツキシマブ	ベバシズマブと同様に治療や切除が不可能な進行・再発大腸がんが対象
ソラフェニブ	腎臓がんを対象としたはじめての抗がん剤。細胞の増殖やがんに栄養を運ぶ血管新生にかかわる複数のキナーゼが標的
ダサチニブ	白血病に対する分子標的薬。イマチニブで効かなかった場合、次の治療薬としてすすめられる
タミバロテン	白血病の中でも特殊な急性前骨髄球性白血病に使われる
トラスツズマブ	がん細胞表面のHER2と呼ばれるたんぱく質だけに作用して、がん細胞の増殖を阻害する。HER2陽性の乳がんに対して使われる
トレチノイン	急性前骨髄球性白血病に使われる。タミバロテンに先駆けて登場した
パニツムマブ	ベバシズマブやセツキシマブに続く、進行・再発の大腸がんを対象とした第3の分子標的薬。欧米では大腸がんの治療薬として認可されている。日本では武田薬品が製造販売承認申請中
ベバシズマブ	世界初の血管新生阻害薬で、治癒切除が不可能な進行・再発の大腸がんが対象。FOLFOX療法やFOLFIRI療法などの3剤併用療法に上乗せすることで大きな効果が得られる
ボルテゾミブ	細胞内にあるプロテアソームと呼ばれる酵素の働きを阻害。従来の抗がん剤では限界があった多発性骨髄腫に対し、効果が期待される
リツキシマブ	B細胞性非ホジキンリンパ腫に高い効果を持つ。CHOP療法にリツキシマブを加えたR-CHOP療法が、新たな標準治療となりつつある

がわかったのです。

また、奏効率（がん細胞が半分以下になった状態が4週間以上続く割合）もそれほど高くなく、よくて10％程度であることがわかってきました。

しかし、**「がん細胞を増やさない状態」については期待が持てる**といわれます。ほかの抗がん剤などとの併用によって、いままでよりもっとがん細胞に効く可能性は高く、今後の研究が期待されます。

骨転移の進行を食いとめるビスフォスフォネート剤

がんの骨転移は痛みをともない、患者さんのQOLを低下させます。厚生労働省研究班の推計では、骨転移に苦しむ患者は、年間6～9万人。乳がんや肺がん、前立腺がんが骨に転移しやすいことが明らかになっています。

骨転移の治療としては、がんの増殖を抑える治療が基本です。手術や放射線、抗がん剤、ホルモン療法などがあり、痛みに対しては、モルヒネなどの鎮痛薬や放射線治療が行なわれます。

これに最近、加わったのが、骨のがんの進行を抑制する「ビスフォスフォネート剤」です。飲み薬のビスフォスフォネート剤は骨粗しょう症治療薬として使われていますが、骨転移に使われるのは点滴剤で、**がんが骨で増殖しにくい環境をつくります**。さらに、免疫を高める作用も認められています。

２００４年には乳がんの骨転移治療薬として承認され、２００６年には、血液がん以外のすべてのがんの骨転移に、ゾレドロネート（商品名ゾメタ）という薬が使えるようになりました。

昔は骨転移というと、「もう長くはない」とあきらめる患者さんがたくさんいました。しかし、こうした薬がうまく効き、骨転移の進行が食いとめられれば、がんと共存して長く生きることも可能です。

放射線医学の進歩
リニアック

放射線治療は、手術や抗がん剤と並ぶがん治療の３本柱の一つで、細胞分裂をとめる作用により腫瘍を縮小させます。

手術をすれば傷跡が残り、体の形や機能が損なわれるような場合でも、放射線療法では切らずにがんを治療することが可能です。また、体への負担が少ないので、高齢の方、合併症があって手術が受けられない方でも治療できることが多いのです。

これまでの放射線治療は、体内のがんに向かって、放射線を縦と横の二次元（平面）的にあてていましたが、これだとがんの周囲の正常組織にまで放射線があたってしまい、さまざまな副作用が出てしまいます。

一方、これを軽減しようとすると低い線量しかあてられず、放射線治療があまり有効ではないがんには使うことができませんでした。

しかし、90年以降、放射線治療は大きく変化しました。画像診断の技術が向上して、CTやMRIでがんの大きさや位置、範囲が正確にわかるようになりました。放射線治療装置の精度も向上し、誤差1㎜以下で放射線をあてることもできます。こうした技術の革新を背景に、さまざまな照射方法が開発されました。

放射線治療の方法には、大きく分けると、体の外から放射線を照射する「外部照射法」と、放射線を出す小さな線源を病巣付近に入れて体の中から照射する「密封小線源治療《みっぷうしょうせんげんちりょう》」があります。

前者はおもに病巣が1カ所にとどまっている「限局性のがん」に行なわれ、リニアッ

ク（直線加速器）、粒子線、ＩＭＲＴ（強度変調放射線治療）などが注目されています。

リニアックは、電子を加速させることによって高エネルギーのＸ線を発生させ、がんなどに照射する放射線治療装置です。放射線には、人体を通り抜けたり物質にあたったときに、原子から電子をはじきとばして細胞に影響を与えたりする性質があります。

Ｘ線に対して**リニアックでは、放射線のエネルギーが高いため、体の深部の治療も行なえます**。Ｘ線検査に使う場合は、細胞に損傷を与えない程度のごく少量の放射線を使いますが、放射線治療に使う場合はより大量に照射するので、細胞は分裂能力がなくなったり、みずから死んでいったりします。

最近のリニアックでは、病気の種類や場所によって、エネルギーの強さが違う数種類のＸ線や電子線などの放射線を使い分けることができるようになりました。

粒子線は、放出されるエネルギーが体の深部で最大になる性質を持っています。**粒子線治療ではその性質を生かし、がんのある場所に集中してエネルギーがあたるように調整**します。

つまり、体の表面やがんの後ろにある臓器にはあまり放射線の影響が出ないので、副作用が少ないという利点があります。粒子線には重粒子線や陽子線がありますが、重粒子線のほうが強力にがん細胞を破壊できます。

国内では、眼球内の悪性黒色腫《こくしょくしゅ》（メラノーマ）や軟骨肉腫（軟骨にできるがん）、肝細胞がん、前立腺がんなどが治療対象で、保険適用ではなく、先進医療の扱いです。

ＩＭＲＴは、高線量、周囲の組織には低線量になるように線量を自在に調整しながら、がんの形状に合わせて放射線を照射する方法です。副作用を抑えつつ、高い治療効果を期待できます。ＩＭＲＴの専用機器としてトモセラピーという照射装置があります。

密封小線源治療は、舌《ぜつ》がん、咽頭《いんとう》がん、口頭がんなどに適しています。こうした部位にできるがんは、切除するとさまざまな機能が失われ、がんはなくなっても日常生活に支障が起こる場合が多く、放射線治療が向いています。

また、早期の子宮頸《けい》がんや前立腺がんでは、手術による成績と放射線治療の成績が同等であることから、放射線治療も選択肢の一つとなることは知っておくべきでしょう。

精密な放射線治療を可能とするトモセラピー

「トモセラピー（Tomo Therapy）」は、コンピュータ断層撮影（Computed Tomography＝CT）と放射線治療（Radiation Therapy）を合成させた名称です。

トモセラピー

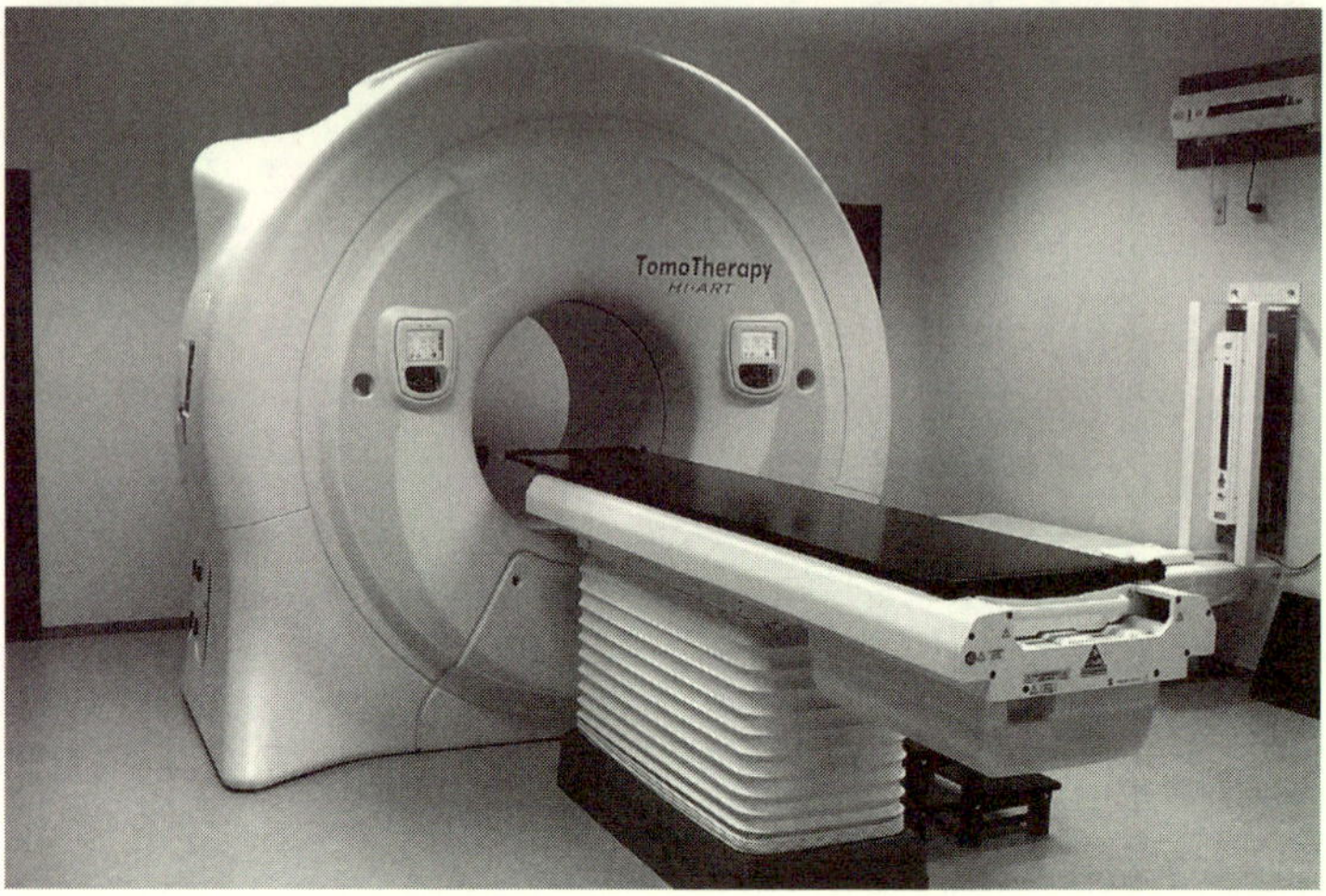

写真提供：Clinic C^4

放射線照射装置に、寝台が回転するヘリカルCTの原理を応用したもので、放射線照射装置が連続的に回転し（360度）、寝台をコンピュータ制御で移動させて放射線治療を行ないます。

回転しながら照射範囲と照射線量を変えることができるので、がん細胞には厳しく、正常細胞にはやさしくといった具合に、いままでの放射線治療ではできなかった精密な放射線治療が可能となりました。**20カ所以上の転移も一度に照射できる**といわれます。

一方で、副作用は、抗がん剤治療にくらべ20分の1という報告もあります。

頭部のがんではガンマナイフ装置と同等の治療効果が得られるとともに、咽頭がんや胸部のがん（肺がんなど）や腹部（肝臓がんや前立腺がんなど）と、幅広いがんが対象になるのも魅力です。

手術で問題となる、感染症や麻痺《まひ》などの合併症、続発症の危険もほとんどありません。通常の手術では危険がともなう方、余病のある方、年齢的に不安な方も、安心してトモセラピーの治療を受けることができます。

私の経験では、**このトモセラピーと並行して漢方治療を行なった方に、非常にいい効果が出ています。**

放射線治療は副作用のことばかりがいわれますが、照射の方法によっては免疫促進の効果があることもわかっています。おそらく、トモセラピーと漢方の相乗効果によって免疫力がアップするのではないでしょうか。

体を温めて免疫力を上げるハイパーサミア（温熱療法）

漢方では、未病対策として「体を温めること」が重要視されてきました。象徴的なのが発熱のときで、熱を下げるのではなく、熱を上昇させる治療が行なわれます。

たとえば、風邪薬として知られる葛根湯《かっこんとう》を服用すると、体が温まって急激に熱が上がり、発汗します。これは葛根湯に含まれる麻黄《まおう》や桂枝《けいし》などの作用ですが、熱の上昇は、免疫力が高まって体が病原菌と激しく闘っていることを意味します。

ですから、漢方薬で熱を上げて治すという治療は、理にかなっているのです。西洋医学では、解熱剤で熱を下げる治療が行なわれることもありますから、大きな違いです。

漢方と西洋医学、どちらの治療法がすぐれているかは証明が難しいのですが、熱を上げて病原菌を一気に死滅させる漢方のほうが、治りが早いのではないかといわれていま
す。これは患者さんが一番、実感できることです。熱が上がるときはつらいですが、上がりきってしまえばあとはすみやかに下がり、同時に体が楽になってくるものです。

話をがんにもどしましょう。

漢方の理論において、体の免疫力は体温が高いほど活発に働くことをご説明しました。西洋医学的な検証でも、体温が41℃以上になると免疫力が高まることが明らかです。

くわしいメカニズムは不明ですが、体温が上昇することで、がん細胞はアポトーシスを起こして死んでしまいます。がん細胞は熱が苦手なのです。

アメリカでは自然治癒したがんの患者さん450人を調べたところ、そのうちの150人は闘病中に高熱にかかっていたことがわかったという調査もあります。

逆に体温が35℃以下の場合、体の免疫が働きにくくなり、がんが増殖しやすいことがわかっています。

いずれにしても、温めることが抗がんによいことは、いろいろな文献からも明らかです。日本ではまだ標準的な治療法ではありませんが、試す価値は十分にあります。

温熱療法にはまず、がんの局所を温める方法があります。民間療法の一種で、42～45℃程度に加熱したコテをあてる方法などもありますが、私が推奨するのは「ハイパーサミア」です。

ハイパーサミアとは、人体用温熱装置を使い、ラジオ波などから強力な熱でがんの局所を加熱する治療です。ヨーロッパでは、近年とくにがん治療に用いられています。

ハイパーサミアの研究は、放射線治療の効果を高めることから発展してきた西洋医学的治療ですが、漢方の理論ともピタリと一致しているという点で、効果が期待できます。

正常細胞では加熱されると血管が拡張して細胞を冷却しますが、がん組織では血管は拡張せず、冷却も起こらずにがん細胞が死んでいきます。

治療は、機器のベッドに横になるなどして、患部を加熱する間、じっとしているだけ。副作用は患部に軽い火傷が起こる程度で、体に負担の少ない治療です。首より下のがんであれば、どこでも加熱できます。

このハイパーサミアは、放射線や抗がん剤治療と併用するのがコツです。併用することで相乗効果が期待できるからです。

また、加熱した翌日に抗がん剤の投与を行なうと、抗がん剤を単独で使うよりも副作用が少ないという患者さんがけっこういます。

さらに、くり返しになりますが、温熱療法では体の免疫力が強力にアップしますので、226ページで紹介する活性化自己リンパ球療法との併用も期待できるでしょう。

免疫機能を高めてがんを治す免疫療法

「免疫療法」とは、もともと備わっている生体の免疫機能を高めることで、さまざまな病気を治療、克服することを目的としたものです。

免疫療法は大きく2つの方法に分かれます。

一つは、**免疫反応を起こす物質を直接注射または摂取することによって、体の中に存在する免疫系を刺激し活性化するもので、「能動免疫療法」**と呼ばれます。

もう一つは、**免疫反応を担うリンパ球などを体の外で活性化して、再び体にもどすも**

ので、「受動免疫療法」と呼ばれます。これは、リンパ球を体内（家）から一度外へ出して（養子）、活性化してもどすことから、「養子免疫療法」とも呼ばれています。

能動免疫療法の中で、古くから行なわれているのが「ＢＲＭ療法」です。

ＢＲＭとは、「Biological response modifier」の略です。日本語に訳すと「生物学的応答調節物質」で、がん細胞に対する生体の抵抗を、免疫系やホルモンの分泌などを介して調節する物質のことをいいます。

古来、ある種の細菌やキノコ類に抗がん作用があることなどが知られていました。免疫を高める免疫賦活《ふかつ》物質が含まれているＢＲＭは、上手に使えば、がんの予防や治療の手段になりうるといえるのです。

ＢＲＭでよく知られているのが、「丸山ワクチン（ＳＳＭ＝Specific Substance MARUYAMA）」です。

１９４０年代に皮膚結核の治療薬として誕生し、ハンセン病の皮膚障害、発汗障害、神経障害にも効果をあげました。その後、皮膚結核やハンセン病の人はがん患者が少ないという共通点が見つかり、ワクチン療法によるがん治療が研究として始まりました。

医薬品としての認可を求め、患者さんたちが嘆願署名運動を行なったことなどは記憶に新しいと思いますが、抗がん剤としては認可されていない状況のままです。

丸山ワクチンは、結核菌を培養したものからつくられています。したがって、効果が期待できるのは、過去に結核になったことがある人です。結核菌は細胞性免疫で、一度かかると結核菌を攻撃したリンパ球が体に残ります。丸山ワクチンを接種すると、このリンパ球が増えることでがんを攻撃するのです。

「ＢＣＧ」は結核菌を弱めた結核ワクチンですが、皮膚がん患者に接種すると、がんの縮小がみられることが知られて以来、研究が重ねられ、さまざまながんの再発予防としてＢＣＧ注入療法が実施されています。よく知られているのが、表在性膀胱《ひょうざいせいぼうこう》がんに対する効果です。

表在性膀胱がんは早期のがんであり、内視鏡で切除するのが一般的です。切除のみの5年再発率が55％程度であるのに対し、切除後に抗がん剤注入療法を併用すると、40％ほどに下がります。が、切除後にＢＣＧ注入療法を実施した群では、30％程度まで下がったという報告があるのです。

細菌でもう一つ知っておきたいのが「ＯＫ―４３２（ピシバニール）」で、溶連菌から取り出された成分を使うものです。

溶連菌感染症で皮膚にしこりができる丹毒《たんどく》にかかると、がんが消えることがあるのは昔から知られていました。この際、高熱が出るのが特徴で、ここから研究が始まりました。

この薬は現在、抗がん剤として承認されています。がんの腫瘍に直接注入する「腫瘍内注入療法」が行なわれており、ほかの抗がん剤との併用で、手術が難しい頭頸部《とうけいぶ》がんなどに積極的に実施されています。

この薬は体の中からの温熱療法ともいえるもので、特に平熱の低いがん患者さんに有効です。

キノコ類からも免疫賦活作用のある物質が

キノコ類からも、免疫賦活作用のある物質がいくつか発見されています。

中でも代表的なものは「レンチナン」でしょう。シイタケから抽出した成分で、筋肉注射でキラーT細胞、マクロファージ、NK（ナチュラルキラー）細胞などの働きを活性化させると考えられています。

「生物学的応答調節剤」として承認されている薬で、現在、胃がんの治療として、抗がん剤のテガフールと併用することが保険で認められています。抗がん剤治療による免疫力低下を予防するためにも、有効な薬といえるでしょう。

筋肉注射で処方しますが、多めに投与すると効果が得られる患者さんもいます。このため、適応症でない患者さんに自費での治療をおすすめすることもあります。

「ソニフィラン」はスエヒロタケ菌糸体の抽出物で、免疫を活性化させたり、放射線の力を強めたりする作用が確認されています。子宮頸《けい》がんの放射線治療時に使われることが多いのですが、ほかのがんに単独で注入して効果をあげている施設もあります（ただし、保険適応ではありません）。

「クレスチン」はカワラタケの菌糸体で、抗がん剤との併用によって生存効果を延長させる効果が確認されています。胃がんや結腸、直腸がんの術後化学療法との併用や、小細胞肺がんに対する抗がん剤との併用が行なわれています。

高血圧薬のレセルピンにも免疫賦活作用が

レセルピンはカルシウム拮抗薬の一つで、高血圧の薬として広く使われています。

この薬に、がんを攻撃するTリンパ球の働きを増強させる働きがあることがわかってきました。

じつは、レセルピンの有効成分は、生薬《しょうやく》の印度蛇木《いんどじゃぼく》から抽出されたものです。西洋薬が漢方薬に使われる生薬からできているなんて……と驚かれる方も多いのですが、これはごく普通のことで、新薬の開発は生薬の研究から始まるといってもいいすぎではありません。

ちなみに、2009年に発生した新型インフルエンザの治療薬としても大活躍したタミフルも、もともと生薬で、香辛料としても知られる八角《はっかく》から化学変換されて生まれたものです。

さて、生薬には免疫を賦活させる働きが確認されているものが多いのですが、先の印度蛇木もその一つです。3章でも説明しましたが、専門的には「HSP産生誘導活性」といわれるものです。

そこで私は、東大医学部生体防御機能学にいたとき、レセルピンのHSP産生誘導活性についての実験を行ないました。具体的には、がんなどの腫瘍細胞を殺す働きのある活性化Tリンパ球にレセルピンを加えて培養し、42℃の熱を加えます。

その結果、HSP産生誘導活性が起こり、活性化Tリンパ球の数が増えるという結果が確認されました。

さらに、実際にがん細胞に対してどのように働くかを調べました。具体的にはヒト由来のリンパ芽球性《がきゅうせい》白血病やグリオーマの腫瘍細胞で実験を行ないましたが、その結果、レセルピンには、細胞を溶かすなどの細胞障害活性を増強する働きがあることが確認されたのです。

レセルピンは、組み合わせ治療の中でも比較的、安価で患者さんにも使いやすい薬です。こうしたこともあって、近年、使う機会も増えてきています。

身体的負担が少ない活性化自己リンパ球療法

話を免疫療法にもどしましょう。

受動免疫療法の代表は、「活性化リンパ球療法」です。活性化リンパ球療法には、腫瘍組織浸潤《しんじゅん》リンパ球療法（ＴＩＬ）、細胞障害性リンパ球療法（ＣＴＬ）、活性化自己リンパ球療法、活性化ＮＫ療法などがあります。

ＴＩＬは、がん組織に浸潤したリンパ球を手術の際に採取し、それを活性化培養して治療に使う方法です。「浸潤したリンパ球はがん細胞の情報を学習しているはずなので、がん細胞に対してより認識する力が強い（特異性の高い）リンパ球が得られる可能性がある」という考え方で始まりました。

ただし、リンパ球は手術の際にしかとれないことと、効果が期待できるほどではないことなどから、いまではほとんど実施されていません。

細胞障害性リンパ球療法は、「がん細胞の情報を強制的に外から与えれば、より特異性の高いリンパ球が誘導できるかもしれない」という考え方から生まれた方法で、手術でとってきたがん細胞とリンパ球を混合して、くり返し刺激しながら培養します。

この方法で培養した活性化リンパ球は、刺激に使ったがん細胞が攻撃目標になるので、特異性の高い効果が期待されています。ただし、がん細胞が手術で取れない場合は実施できません。

そこで、**患者さんの身体的負担を軽減するために誕生したのが、活性化自己リンパ球療法**です。手術でがん細胞を取り出す必要がなく、**通常の血液検査で採血するような少量の末梢血《まっしょうけつ》を材料にしてリンパ球を活性化培養し、がんの治療に使います。**

近年、培養方法の改良により、約2週間でリンパ球の数を1000倍程度に増殖させることが可能となり、治療に広く使われるようになりました。

この治療はもともとアメリカで生まれたものですが、1章でご紹介したように日本で

活性化自己リンパ球療法の治療の流れ

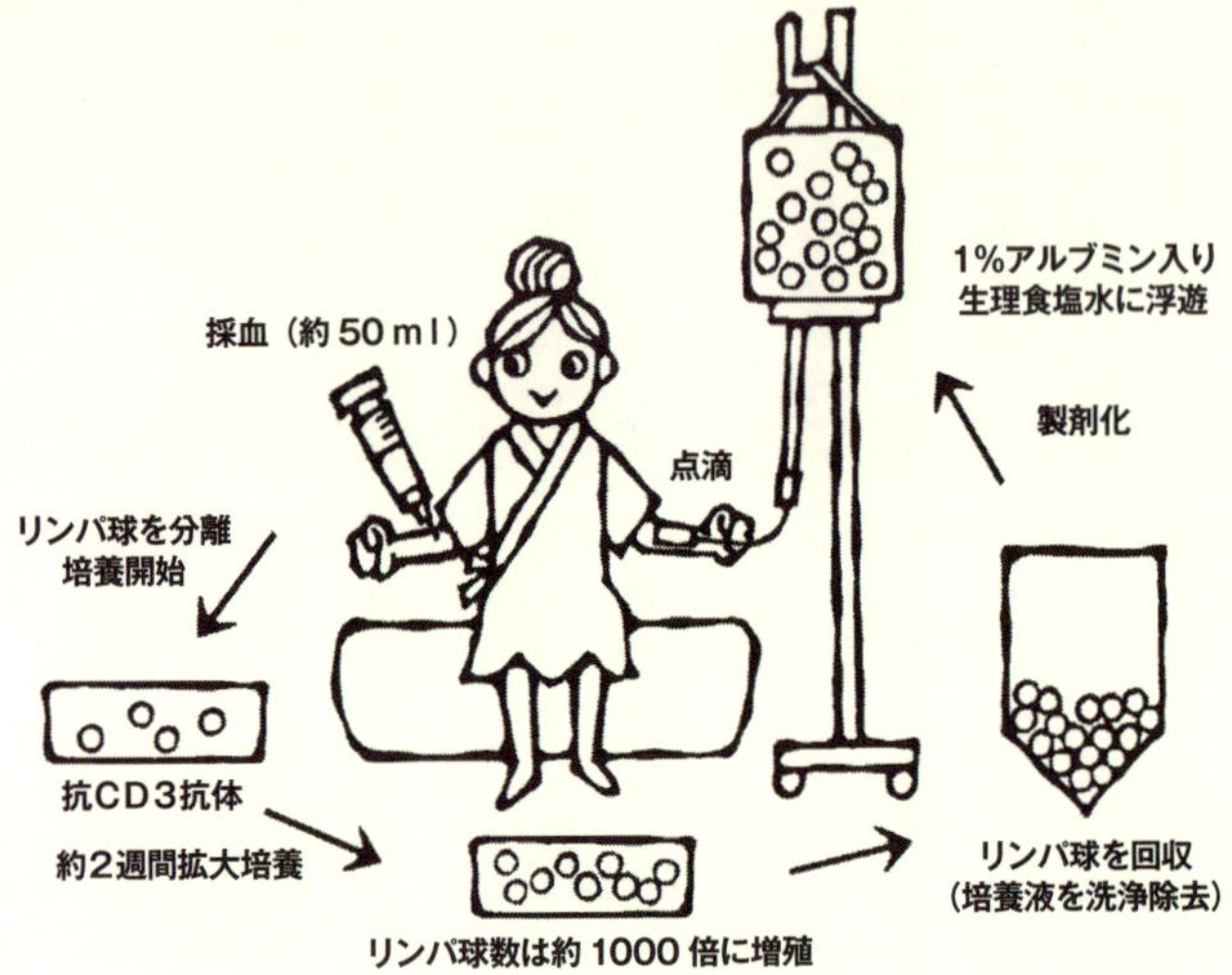

はいまから15年前、漢方治療を併用している肝臓がんの患者さんがこの治療法を受け、劇的な効果をあげたことから普及し始めました。

元国立がんセンター研究所の関根博士によって確立された方法で、日本はこの分野では世界でもっとも進んでいます。

現在では、悪性黒色腫、肺がん、乳がん、膵臓がん、膀胱がん、前立腺がん、脳腫瘍、卵巣がん、子宮がん、食道がん、頭頸部がんなど、ほぼすべての固形がんに行なわれています。

漢方薬との併用のほか、抗がん剤治療や放射線治療、温熱療法と一緒に行なうと効果的であるといわれています。

なお、活性化自己リンパ球療法は、H

CV抗体陽性の患者さんに対しても行なわれています。

HCV抗体とは、C型肝炎に過去に感染していたか、感染していて現在も肝炎のウイルスが生き続けていることを示す指標です。放置しておくと、C型肝炎から肝臓がんに至るリスクが増すので、通常はインターフェロンによる治療がすすめられます。

しかし、この治療法は効果が期待できる一方で、発熱やうつ症状などつらい副作用も出やすいので、とくに高齢者では脱落者が多いことが問題視されています。

ところが、私どもの研究では、活性化自己リンパ球療法による治療では副作用がほとんどなく、脱落者も少ないという結果が得られました。また、治療効果についてもウイルスの量が減り、ウイルスの陰性化（治癒）が認められる例も多くありました。さらに、治療によって血小板の数が増加するなどの副効用も得られたのです。

体にやさしく効果的な医療として、今後はさらに普及していくと思われます。

アンチエイジングを促進する成分ががんに効果的に働く

活性化自己リンパ球療法の効果を客観的に判定する指標として、DHEA—S（デヒドロエピアンドステロン）のマーカーが注目されています。

この物質は男性ホルモンの一種ですが、アンチエイジング（抗老化）作用があることから、抗加齢医学を専門にしているドック（アンチエイジングドックなど）などで測定されています。

一方、このマーカーの値が、がんの患者さんでは低いことがわかっています。しかし、活性化自己リンパ球療法を行なうと上昇する例が多く、そうしたケースではがんを再発するケースが少ないことがわかってきました。

こうしたことから、活性化自己リンパ球療法を実施する施設では、効果の判定法の一つとして、このマーカーが用いられるようになってきたのです。

ＤＨＥＡ―Ｓには免疫を増強する作用や腫瘍を抑制する効果があることが明らかであり、マーカーの数値はこうした作用を反映したものといえるでしょう。私もこのマーカーは大いに活用すべきだと思います。

なお、こうした効果を応用して、活性化自己リンパ球療法はアンチエイジング療法にも用いられるようになってきています。

最近では、ＤＨＥＡ―Ｓに関連したサプリメントもあります（日本では販売されていません）。患者さんにこうしたサプリメントを投与すると、マーカーの数値が上がり、がんの進行が抑えられるケースも出てきました。

マーカーとともにサプリメントも、今後のがん治療においては注目されるものとなるでしょう。

がんの目印を利用する最先端のペプチドワクチン療法

人の体の中で免疫の中心を担当するのはリンパ球であることは、すでに説明しました。このリンパ球のうち、キラーT細胞（Tリンパ球、CTL）などが中心になって、がんに抵抗します。キラーT細胞は、がん細胞の表面の小さなたんぱく質のかけらを見つけ、そのたんぱく質を目印としてがん細胞を攻撃し、がん細胞を死へと追いやります。がんの目印ともいえるこのたんぱく質の断片を、「ペプチド」といいます。

近年、ペプチドを人工的に合成することが可能になり、これを利用した「ペプチドワクチン療法」が注目されています。

ペプチドワクチン療法では、ペプチドを体内に投与すると、ペプチドによってキラーT細胞が刺激を受け、活性化します。さらに、細胞が増殖してがん細胞を攻撃するようになり、この性質を使ってがんを排除（退縮）させようとするものです。

現在、この治療を取り入れる施設が少しずつ増えてきました。また、東京大学の医科学研究所や久留米大学などが中心となって、この治療法の効果を検証する臨床試験が行なわれており、結果が待たれるところです。

費用が安く副作用が少ない高濃度ビタミンC点滴療法

「高濃度ビタミンC点滴療法」の始まりは、アメリカの化学者であるライナス・C・ポーリングです。分子生物学を確立させた功績で1954年にノーベル化学賞を受賞している同氏は、1971年に「ビタミンCはがん細胞を殺す」と発表し、がん患者に対するビタミンC点滴療法を始めました。

2005年にはアメリカの国立衛生研究所（NIH）、国立がん研究所（NCI）などに所属する医師たちの研究により、動物や人間のがん細胞を高濃度のビタミンCが殺す作用が確認されました。正常細胞にはなんら害を与えないことも明らかになりました。

このことから、アメリカを中心に広まってきたのです。

高濃度ビタミンCががん細胞に入ると、過酸化水素が発生します。正常な細胞にはG6PDという過酸化水素を中和する酵素があるために無害ですが、がん細胞はこの酵素の機能が低下していることが多く、**この結果、ビタミンCによってがん細胞がアポトーシスを起こし、壊れる**というわけです。

実際、この治療によってがん細胞が縮小したり、進行がとまったりというケースは多数、報告されています。抗がん剤と併用するとその効果は高まる、と専門家はいいます。

ただし、実際の効果は未知数です。現在、アメリカやカナダの大学などで政府の承認を受けた臨床試験が進められており、結果が待たれるところです。

なお、日本でもこの療法は全国に広がりつつあります。効果については賛否があるものの、ビタミンCを用いるため、費用が比較的安い点、副作用が少ない点などはメリットといえるでしょう。

ただし、施術はトレーニングを受けた医師でなければ難しいといわれています。非常に濃いビタミンCの点滴では、濃度調整や点滴のスピードなどが難しいためです。

なお、「点滴療法研究会」のホームページ（http://www.iv-therapy.jp/）では、トレーニングを受けた医師が紹介されています。

がん検診は受けたほうがいいのか？

最後に、がん検診についても触れておきたいと思います。「がん検診をしても無駄ではないか？」という意見がありますが、私は受けるべきだと考えます。

がん治療をしていて思うのは、やはり、早期のものほど治りがよいという現実です。中には悪性度が高かったり、進行が早くて助けられないものもありますが、それでも検診でがんが見つかったらラッキーといえるでしょう。

もちろん、がんは全身にできるものであり、現状では検診ですべてのがんに立ち向かうことはできません。

実際、地方自治体が助成しているがん検診や一般的な施設で紹介されているがん検診のメニューは、胃がんや子宮頸がん、乳がん、大腸がんなどを対象にした検査であり、発見の難しい膵臓がんや頭頸部がん、皮膚がんなどは含まれていません。

しかし、最新のがん検診では守備範囲が非常に広くなりました。

代表的なものがＰＥＴ検診です。ブドウ糖に似た検査薬を注射。全身をＰＥＴ《ペット》（ポジトロンCT）で撮影すると、がんのあるところにブドウ糖が集まって、異常としてとらえることができます。ただし、PET検診は平均15〜20万円と高額です。

そこで私の施設では、腫瘍マーカーを使ったがん検診を行なっています。腫瘍マーカーを使ったがん検診では前立腺がんのPSA検査が知られていますが、そのほかのがんについては「早期がんの場合、基準値を超えることが少ない」という理由で、検診には一般的に使われません。

たしかに一つのマーカーだけをみればそのとおりで、評価が難しいものです。しかし、**全身を対象に30近い腫瘍マーカーを測定して全体を眺めていくと、「がんの疑い」をつかむことができます。**

正常値の中でも、あるマーカーだけがバランスを欠いて高くなっていた場合、そのマーカーの示す部位について、画像検査などを行なっていくと早期がんが見つかることがあります。

なによりこの検査は数万円と比較的安価で、苦痛の少ない血液検査という点がポイントです。血液の採取は1回だけですみます。体内の免疫細胞の状態などもあわせて測定すれば、がんに関してはかなりの情報が得られるでしょう。

ですから、全身のがんを調べたいという方には、まずこの検査を行ない、結果に応じてほかの検査をご案内します。

なお、**腫瘍マーカーで異常がない場合も、「胃と大腸の内視鏡検査は必ず受けるように」**とおすすめしています。

膵臓などと違って、胃や大腸内視鏡によるがん検診は簡便で、検査体制が確立しています。胃のX線写真や便潜血反応検査では、早期がんを発見することは難しいのが現状ですが、内視鏡は前がん病変の可能性もあるポリープなども非常に高い精度で発見することができます。普及しているだけに費用も比較的安く、苦痛を与えずに行なう工夫もずいぶんされています。

このように、がん検診もつねに進歩しているのです。

第8章

[座談会]患者の回復力を引き出すがん治療

統合治療の視点を持って最先端のがん治療を行なっている医師が集まり、「患者の回復力を引き出す新しいがん治療」をテーマに、座談会を行ないました。

参加者は、青木幸昌医師（クリニックＣ４《シーフォー》院長）、近藤宏明医師（白山《はくさん》通りクリニック院長）、司会は本書の著者である丁宗鐵《ていむねてつ》です。話題は、組み合わせ治療の実績から、標準治療の問題点、今後のがん治療の展望まで及びました。

組み合わせて効果があった治療
～倦怠感の改善、分子標的薬の副作用軽減など

丁　私たち３人はそれぞれがん治療を専門にしています。専門分野は異なりますが、「患者さんの回復力を引き出す」「患者さんのＱＯＬを高める」「がんとの共存で長期延命をめざす」という医療を行なっているという点で共通しています。
　そこで今日は、この点について議論を深めることができればと考えました。本題に入る前に、まずは各人の得意とする治療について紹介いただければと思います。

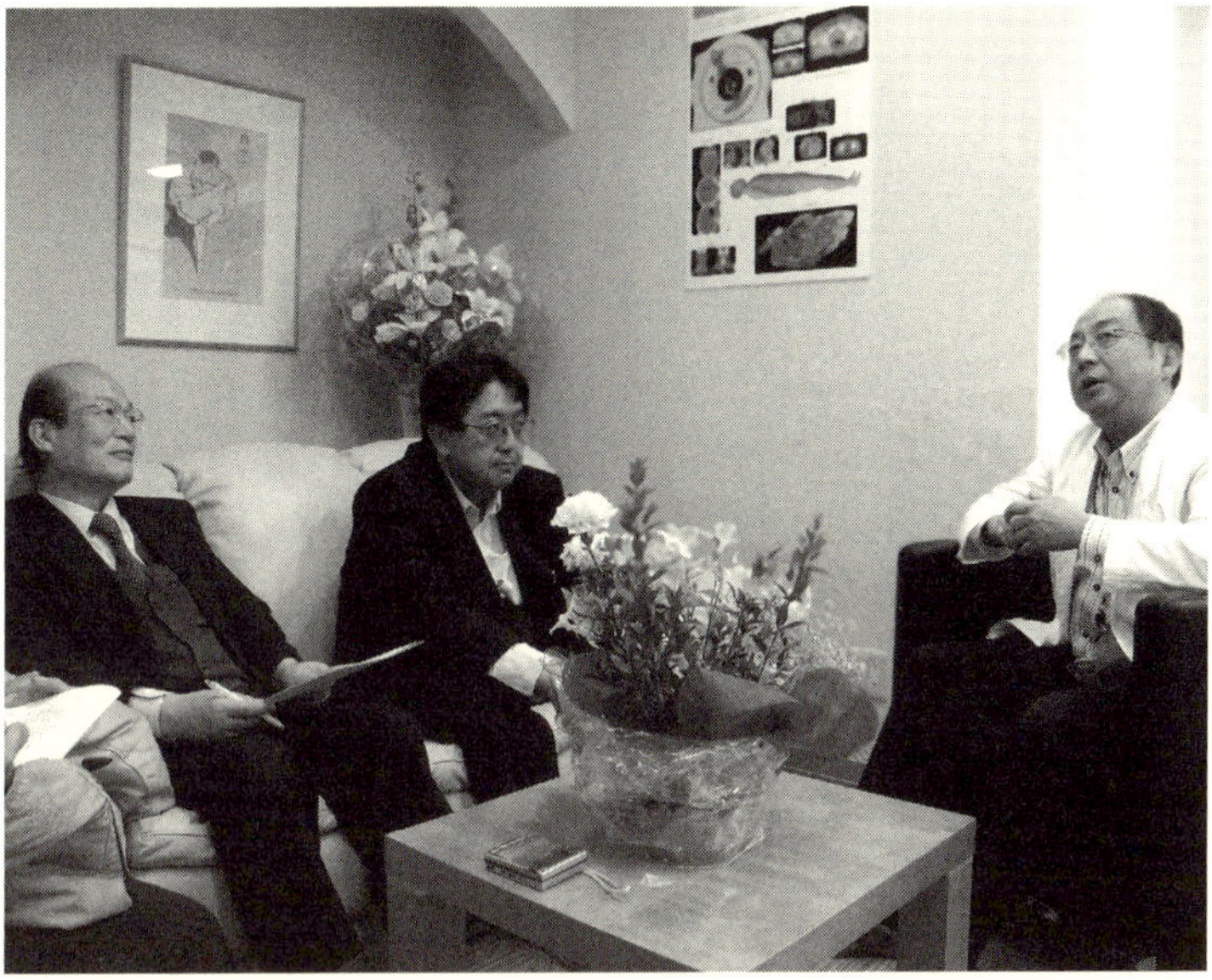

青木——私が得意としているのは放射線治療です。おもに進行がん、再発がんの方を対象に行なっています。

トモセラピーとは、正常細胞をできるだけ傷害せず、がん病巣を包みこむように効果的に放射線を照射する、体にやさしい治療システムです。強度変調照射（ＩＭＲＴ）という方法で、最新のコンピュータ技術を駆使することにより、がん病巣の複雑な形状に合わせて、放射線の方向、位置、大きさ、照射範囲、照射時間を自在に調整することができるのが特徴です。

丁——放射線は、がんの治療法として

長い歴史がありながら、「怖い」「副作用が強い」などと誤解されている人も多いようですね。

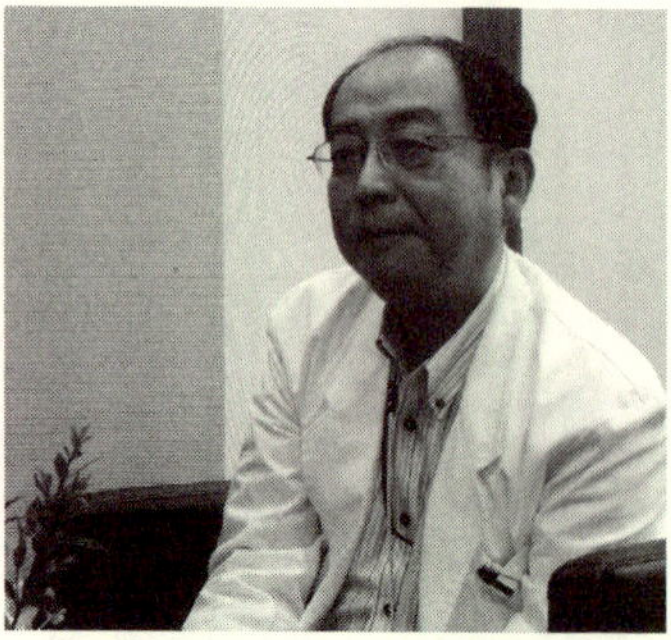
青木幸昌医師

青木　日本が被爆国だという背景もあると思います。また、がんの告知が一般的でなかった昔は、脱毛など抗がん剤の副作用もすべて「放射線をかけたせいだ」といわれることが多かったのです。

もちろん実際には違います。放射線をがん治療に用いれば、ある種のがんに対しては、手術と同等かそれ以上の効果をもたらすことができます。また、手術や抗がん剤などとの組み合わせでよい成果が得られることも少なくありません。

昔の放射線治療は、手術ができない人に対して痛みをとるためなど、緩和ケア的な使い方が中心でした。さらに従来の放射線治療では被爆範囲が大きいため、治療にともなう副作用が避けられませんでした。また、一度照射された部位に再度治療を行なうことは困難でした。しかし１９９０年代後半に放射線治療の精度が飛躍的に上がり、線量を集中させる定位照射という方法が可能となり、肺がんや脳腫瘍に対して効果が得られるようになったのです。

しかし、私は、もっと現実の臨床シーンで煩雑に遭遇するケースであるリンパ節や軟部組織の転移巣などを対象にできたら、と考えました。試行錯誤しながら効果的な照射法を施行し、よりよい成績が得られるようになりました。

ただし、難点は複数のがんを一気にたたくことができないことでした。これに困っていたところ、トモセラピーに出合いました。多発する病変に対して、高品位の放射線治療が可能であることを知り、２００８年5月に専門施設を開業しました。

近藤　私どもの施設では、がん免疫治療のうちの活性化Tリンパ球療法を行なっています。血液からリンパ球を抽出し、これを活性化して体内にもどす治療です。対象はおもに再発がん、進行がんの患者さんです。末期がんの患者さんのQOLを高める目的でも行なっています。

治療のメリットはなんといっても副作用が少ないことでしょう。38℃程度の発熱が出る方がときどきみられる程度です。治療に限界はなく、何度でも受けられるという点も

近藤宏明医師

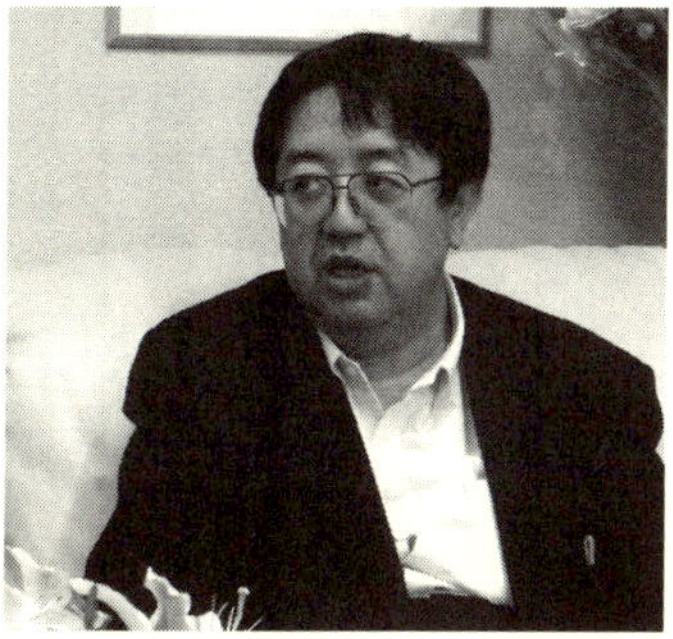

メリットの一つです。
2003年に開設してこれまで3000人余の患者さんに治療を行なってきましたが、30～40代と若くて進行が早い患者さんでも5年以上の生存が得られる例が多数あり、手ごたえを実感しています。

T——私の紹介もあらためてさせていただきます。専門は漢方で、学生の頃から勉強していました。その後、漢方に取り組むうち、適応には限界があることを実感するようになります。そこで、がんの治療に積極的に取り組むようになりました。

じつは学生時代からがんには関心があり、「がんは免疫系の異常から発症するのではないか」という考え方を持っていました。その後、国立がんセンターでがんと免疫について学んでいたこともありますが、なにより西洋医学でも克服が難しいがんを専門にすることで、漢方の限界を突破したいと考えたのです。

とはいえ、やはり漢方だけでがんの治療を行なうのは難しく、それを患者さんにすめるのも罪なことです。そこで、最初は西洋医学の治療をサポートする形で漢方を処方してきたのです。しかし使っているうちに、思った以上に成果があることがわかり、漢方をほかの治療と対等に位置づけ、免疫療法やトモセラピーなどと組み合わせて行なうようになりました。

各先生も、ほかの療法との併用例は多いと聞いています。実際の方法や手ごたえについてうかがえればと思います。

青木　放射線治療は効果が高い半面、どうしても避けられないのが「リンパ球の減少」です。このため併用する治療としては、これを補うものが一番よいのではないかと考えました。そこで、ほかの施設と連携して、活性化Tリンパ球療法を受けていただけるようにしています。

結果は非常によくて、まず患者さんが元気になります。放射線をかけたときの全身倦《けん》怠《たい》感《かん》も、リンパ球を補うことでかなり改善できるように思いますね。また、活性化Tリンパ球療法との組み合わせを行なっている人では、放射線治療を休まずに継続できる人が多いです。

近藤　私の施設でも、放射線療法あるいは化学療法と併用している人がほとんどです。丁先生が本の中でおっしゃっているように、放射線療法や化学療法はがんを攻撃する強力な武器です。ただ、同時に免疫力も消耗させてしまう。これを活性化Tリンパ球療法

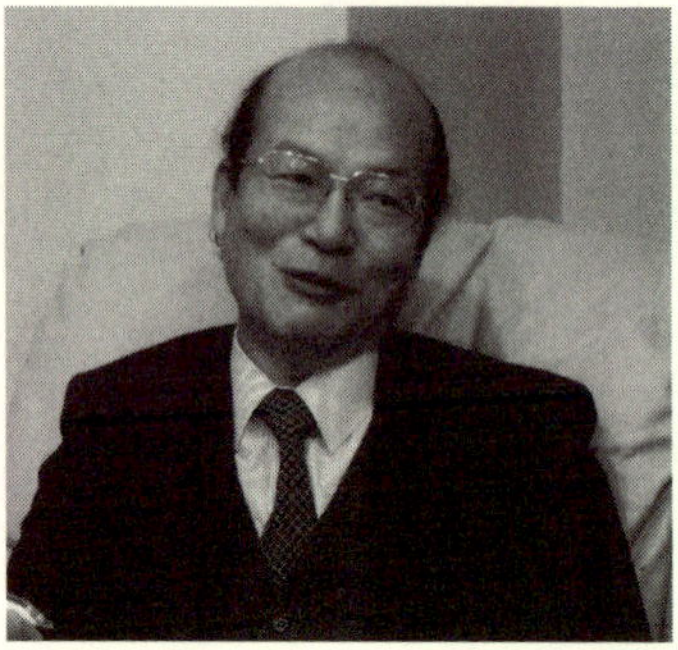

丁　宗鐵

で補ってあげると、患者さんがとても元気になります。「外見も気持ちも若返った」という声も多く、アンチエイジング効果も期待できるようです。

丁――私が漢方との組み合わせ治療で注目しているのは、分子標的薬です。近い将来、がんと闘う新しい薬がどんどん出てきます。これらをうまく使うための方法として、漢方を役立てていきたいと考えています。

青木――たしかに分子標的薬は効果があります。私も併用することがありますが、抗がん剤と同様、強い副作用が出る人が多いですね。がんに効果はあっても、患者さん自身がばててしまうことがあります。

丁――分子標的薬の中でも、経口タイプの薬は皮膚や粘膜に副作用が出る例が多く、治療を中断せざるを得ない患者さんがたくさんいます。しかし、漢方薬の黄連解毒湯《おうれんげどくとう》や温《うん》清飲《せいいん》を前もって投与しておくと、副作用が軽くてすむのです。ほかの副作用に対しても、こうした使い方ができればと考えています。

近藤　それは大胆な使い方ですね。

標準治療の限界と問題点
～大学病院で組み合わせ療法ができない理由

丁　組み合わせ療法は新しい治療法です。ほかの、保険の適応になっていない最先端の治療も、一般のクリニックでは行なわれていますが、大学病院では費用などの問題もあり、思うようにできないのが事実です。

青木　そもそも組み合わせ療法に対する理解が、大学病院の医師には乏しいと思います。大学病院では領域が細分化されていることもあり、放射線科の医師は「はじめに放射線治療ありき」なんです。「がんの治療はすべて放射線で」となってしまう。「このがんに放射線が合うかどうか」という考え方はしませんね。

保険診療の壁もあります。たとえば、前立腺がんの放射線治療で保険が使えるのは、前立腺本体に存在するがんだけです。周辺のリンパ節や離れた転移巣は治療の対象になりません。

また、照射の量も決まっていて、どの部位にも均等にあてなくてはならない。調節できる技術があるにもかかわらず、です。このため、患者さんによっては効果が得られない例がありますし、副作用も起こりやすいという現状があります。

標準治療はいわば「量産型の既製服」の世界であり、限界があるのはしかたがないでしょう。これにあてはまらない患者さんを救済する「チャンス」が私たちの治療にはある、と考えています。


近藤　私は以前、製薬会社で薬の承認をとる部門におりました。その後、1年間、一般の病院に勤務していました。

つまり標準治療の下支えをしてきたわけなのですが、そこで保険診療の限界を知りました。最近は期間が短くなったといわれますが、日本の薬は「ドラッグ・ラグ（新開発の薬を患者に投入できるまでの時間差、あるいは、海外での新薬を国内承認できるまでの時間差）」がまだまだ長い。

この世に効果の期待できる新薬があるのになかなか使えないという現状の中で、現在、私たちのやっている治療は、がん患者さんの下支えになっているのではないでしょうか。

古い治療も新しい考え方でよみがえる
～今後のがん治療とは

丁　１９６０年代、リンパ球は免疫細胞ではなく、栄養基幹細胞だといわれていました。リンパ球は脂肪の吸収経路の一つであり、その量によってバイタリティや栄養の量が決まる、と思われていたのです。

いま、実際にリンパ球療法をみていると、そういう側面も実感します。すでにある治療を振り返ったり、観点を変えたりすることで、新しいものに生まれ変わることもあるのです。

青木　放射線治療も、けっして新しいものではありませんからね。

丁　違うのはソフトウェアでしょう。トモセラピーが象徴的ですが、古いものを利用してまったく新しい使い方ができる。漢方もそうで、２０００年前からあったものですが、今は使い方が全然違ってきている。ソフトウェアが変わると新しい治療法となっていくのです。

これからの医学は新しい薬をどんどんつくるだけではなくて、患者さんに合った使い方に変えていくことも大事でしょう。西洋薬の使い方にしても、どういう体質の人にどの薬がよいか、これを考えていくことががん患者さんのためになり、臨床医学の発展につながると考えます。

最後に、今後のがん治療の展望についてお聞かせください。

青木　少々難しい話になりますが、外科手術と違って、放射線治療ではがん組織の殻だけは残るんですね。これをうまく使って効果的な治療ができないかと考えています。また、放射線治療が効かなくなってくる原因に、細胞の「酸素不足」があります。これを改善するための方法として、効かなくなっている人に多いP53という遺伝子の損傷をもとにもどすための研究が行なわれています。

ただし、手術も放射線治療も、がんそのものの原因を治すものではありません。そういう意味ではがん治療はまだまだ開発途上といえるでしょう。個人的には、がんの原因療法が21世紀中に開発されることを期待していますし、そうなったときはいい意味で、手術や放射線治療は役割を終えるのだと思います。

がんを完全に制圧するにはまだ時間がかかります。ですから、「がんがあってもうまく共存していく」「QOLを高める」といった治療は不可欠だと考えます。こうした中で、免疫療法の担う役割はあると思います。

青木　結果としてがん死が避けられないとしても、患者さん本人やご家族にとって後悔の少ない闘病過程を提示し、その実現を手助けすることが重要と考えています。

丁　医師は「結果を出してなんぼ」だと思うんですね。エビデンスが確立していないものでも、よいと考えれば積極的に取り入れる姿勢が必要であり、患者さんに合った組み合わせ治療を常に考えていく使命があると、あらためて考えさせられました。

本日は本当にありがとうございました。

プロフィール

青木幸昌

（あおき・ゆきまさ）クリニックC４院長。昭和30年生まれ。東京大学医学部卒後、イギリスのRoyal Cancer Instituteに留学。東京大学医学部放射線医学教室助教授を経て２００８年６月、トモセラピーの最先端治療施設であるクリニックC４を開業。国際医療福祉大学保健学部放射線・情報学科教授。日本放射線腫瘍学会認定医、日本医学放射線学会放射線科専門医など。

近藤宏明

（こんどう・ひろあき）白山通りクリニック院長。昭和38年生まれ。岐阜大学医学部医学研究科修了後、国立札幌病院（現・北海道がんセンター）、岐阜大学第一内科、市立長浜病院消化器科部長、日本セントコア株式会社安全性情報室長などを経て２００９年より現職。

丁　宗鐵

（てい・むねてつ）百済《ひゃくさい》診療所院長。昭和22年東京生まれ。横浜市立大学医学部大学院修了。アメリカのスローン・ケタリング癌研究所に留学。北里研究所東洋医学総合研究所研究部門長、東京大学大学院医学系研究科生体防御機能学講座客員助教授などを経て現職。日本薬科大学教授、東京女子医科大学特任教授。

組み合わせ治療が受けられる病院（音順）

■カンクロクリニック

東京都文京区本郷 2-29-2 ／ TEL03-5802-7201 ／ http://www.cancro.jp/
＊ハイパーサミア（温熱療法）とセカンド・オピニオンの専門クリニック

■九段クリニック分院 免疫細胞療法センター・統合医療センター

東京都千代田区九段北 1-11-4 新光ビル 6F ／ TEL03-3263-0511 ／ http://www.kudanclinic-bunin.com/
＊樹上細胞がんワクチン療法を中心とした免疫療法を柱に、さまざまな治療を提供している

■Clinic《クリニック》 C^4《シーフォー》

千葉県船橋市本郷町 618-1 ／ TEL047-320-1130 ／ http://cccc-sc.jp/
＊座談会出席の青木医師による、トモセラピー治療の専門クリニック

■健康増進クリニック

東京都千代田区五番町 1-9 ＭＧ市ヶ谷ビルディング 5F ／ TEL03-3237-1777
http://www.kenkou-zoushin.com/
＊癌外来で超高濃度ビタミンＣ点滴療法、全身温熱療法など有効な代替医療を多数提供している

■新横浜かとうクリニック

横浜市港北区新横浜 2-3-9 金子ビル２F ／ TEL045-478-6180 ／ http://www.kato-clinic.rexw.jp/
＊抗がん剤、放射線治療、免疫療法、温熱治療、漢方など、さまざまな高度治療を行なっている

■田中医院

東京都文京区関口 1-1-3 プラザ飯田橋 1F ／ TEL03-3266-1407 ／ http://easyform.net/user/tanaka/
＊がんを含めたさまざまな疾患に対し、漢方専門医による漢方治療を行なっている

■白山《はくさん》通りクリニック

東京都江東区冬木 18-4 ／ TEL03-3630-3311 ／ http://www.hakusan-s.jp/
＊座談会出席の近藤医師による、活性化自己リンパ球療法の専門クリニック

■森クリニック

神奈川県横浜市金沢区泥亀 1-8-27 ／ TEL 045-785-2235
＊診療科目は、内科、小児科、皮膚科、漢方内科

■横浜元町女性医療クリニック LUNA

（本院）神奈川県横浜市中区元町 3-115 百段館 5F ／ TEL045-651-6321
（ANNEX）神奈川県横浜市中区元町 2-96 鈴音ビル 2F ／ TEL045-633-2680
初診予約専用コールセンター 045-662-0618 ／ http://www.luna-clinic.jp
＊本院は泌尿器科・内科、ANNEX は婦人科・乳腺外科。漢方を取り入れた女性医療を実践している

■百済《ひゃくさい》診療所

東京都中央区日本橋 3-15-7 藪伊豆ビル 4F ／ TEL03-3271-3400
http://www.kampochiryou.com/
＊本書の著者・丁宗鐵医師の診療所

2) Cyong, JC. and Okada, H. : Histochemical studies on fatty acid in lymphocyte-mediated immune reaction. (Immunology 30, 763-770, 1976.)

3) Cyong, JC., Tanaka, K., Horiguchi, Y. and Itoh, H. : Mechanism of decresed venous return with nitroglycerin. (Japn. J. Pharmacol. 26, 123-125, 1976.)

4) Cyong, JC. Okada, H., Ishihara, K. and Hasegawa, F.: Effect of ethanol on cyclic nucleotide levels and the electron microscopic .morphology of munine mammary tumor cells. (Kitasato Arch. Exp. Med. 51, 73-80, 1978.)

5) Okada, H. and Cyong, JC. : Enhanced release of lipase from stimulated mouse spleen cells. (Immunology. 36, 307-311, 1979.)

6) 丁宗鉄、早坂健一、原和之：悪性黒色腫患者白血球中Cyclic nucleotidesならびにリンパ球幼若化反応（医学と生物学 99, 7-9, 1979.）

7) Okada, H., Tanaka, H. and Cyong, JC. : Resistance to immune cytolysis induced by 4NQO and MNNG. A possible mechnism involved in chemical carcinogenicity. (J. Immunol. 127, 1903-1907, 1981.)

8) Cyong, JC., Witkin S. S., Rieger, B., Barbarese, E., Good. R. A. and Day, N. K. : Antibody-independent complement activation by myelin via the classical complement pathway. (J. Exp. Med. 155, 587-598, 1982.)

9) Yamada, H., Kiyohara, H., Cyong, JC., Kijima, Y. Kumazawa, Y. and Otsuka, Y. : Studies on polysaccharides from Angelica acutiloba, Part 1 fractionation and biological properties of polysaccharides. (Planta Medica 50, 163-167, 1984.)

10) Yamada, H., Kiyahara, H., Cyong, JC. and Otsuka, Y. : Studies on polysaccharides from Angelica acutiloba, -Characterization of an anti-complementary arabinogalactan from the roots of Angelica acutiloba Kitagawa. (Molecular Immunology 22, 295-304, 1985.)

参考資料

毎日ライフ2001年１月号「重病につながる症候　鍼灸で治す　上手に治療を受けるためのツボ」

『油の正しい選び方・摂り方』（奥山治美、國枝英子、市川祐子）農文協

参考論文

著者の関係した免疫とがんに関する研究論文のみを掲載しました。英文の論文中の「Cyong JC」は著者の研究者名です。

●総説

1) 丁宗鉄 , 山本孝之：老人の生体防御系と漢方（漢方医学 10,30-36,1986.）

2) 丁宗鉄：和漢薬の免疫薬理作用（カラントテラピー　6,10-13,1988.）

3) 丁宗鉄：漢方薬とimmunomodulation（臨床免疫 23,1697-1703,1991.）

4) 丁宗鉄：免疫複合体と補体系（代謝 29, 臨時増刊号 漢方薬 364-369,1992.）

5) 丁宗鉄：ここまできた漢方薬と西洋薬の併用　養子免疫療法と漢方薬（Pharma Medica 11(11),31-32,1993）

6) 丁宗鐵：病気と漢方　悪性腫瘍（からだの科学増刊漢方医学の新知識 95-97,1995）

7) 丁宗鉄：漢方の免疫薬理作用（MB Derma, 11,9-15,1998）

8) 丁宗鉄:ストレス蛋白質及びその抗体と漢方薬（日本東洋医学雑誌　49(5),797-802, 1999）

9) 趙重文、丁宗鐵：漢方薬の免疫機能に及ぼす効果とその評価（臨床検査　45(8), 889-895, 2001）

10) 丁宗鐵：漢方を併用することでさらに高まる活性化リンパ球療法の抗がん効果（がんを治す完全ガイド3, 94-95, 2005. ）

11）丁宗鐵：統合医療と漢方（Biotherapy VOL.21　NO.6　癌と化学療法社　394-399 2007）

●原著

1) Okada, H. and Cyong, JC. : Generation of cytotoxic lipid substance in cell mediated cytotoxicity. (Japn. J. Exp. Med. 45, 533-534, 1975.)

（Carbohydr. Res. 156, 137-145, 1986.）

19) Yamada, H., Yoshino, M., Matsumoto, T., Nagai, T., Kiyohara, H., Cyong, JC., Nakagawa, A., Tanaka, H., Omura, S. : Effects of phytosterols on anti-complementary activity.（Chem. Pharm. Bull. (Tokyo). 35(12),4851-4815,1987.）

20) Yamada, H., Kiyohara, H., Cyong, JC., Otsuka, Y. : Structural characterisation of an anti-complementary arabinogalactan from the roots of Angelica acutiloba Kitagawa.（Carbohydr. Res. 159(2),275-291,1987.）

21) Yamada, H., Kiyohara, H., Nagai, T., Cyong, JC. and Otsuka, Y. : Chemical structures and mode of actions of anti-complementary polysaccharides from chinese herbs.（J. Pharmacobio-Dyn 10, 59-64, 1987.）

22) Tanaka, M., Matsumoto, T., and Cyong, JC. : Effect of Rhei Rhizoma on immune complex clearance in vitro I.（J. Medical Pharmaceut. Soc. WAKAN-YAKU 4(1), 1-7, 1987.）

23) Kiyohara, H., Cyong, JC. and Yamada, H. : Structure and anti-complementary activity of pectic polysaccharides isolated from the root of Angelica acutiloba Kitagawa.（Carbohydr. Res. 182(2), 259-275,1988.）

24) Yamada, H., Ra, KS., Kiyohara, H., Cyong, JC. and Otsuka, Y. : Structural characterization of an anti-complementary pectic polysaccharide from the roots of Bupleurum falcatum L.（Carbohydr. Res. 189, 209-226, 1989.）

25) Gao, QP., Kiyohara, H., Cyong, JC. and Yamada, H.: Chemical Properties and anti-complementary activity of polysaccharide fraction from roots and leaves ofPanax ginseng.（Planta Medica 55, 9-12, 1989.）

26) Kiyohara, H., Cyong, JC., and Yamada, H. : Relationship between structure and activity of the "Ramified" region in anti-complementary pectic polysaccharides from Angelica acutiloba Kitagawa Carbohydrate Res. 193, 201-214, 1989.

27) Kiyohara, H., Cyong, JC., and Yamada, H:

11) Yamada, H., Ohtani, K., Kiyohara, H., Cyong, JC., Otsuka, Y. and Omura, S. : Purification and chemical properties of anti-complementary polysaccharide from the leaves of Artemisia pinceps.（Planta Medica 52, 121-125, 1985.）

12) Yamada, H., Nagai, T., Cyong, JC., Otsuka, Y., Tomoda, M., Shimizu, N. and Shimada, K.: Relationship between chemical structure and anti-complementary activity of plant polysaccharides.（Carbohydtate Res. 144, 101-111, 1985.）

13) Kiyohara, H., Yamada, H., Cyong, JC., Otsuka, Y. : Studies on polysaccharides from Angelica acutiloba. V. Molecular aggregation and anti-complementary activity of arabinogalactan from Angelica acutiloba.（J. Pharmacobiodyn. 9(4), 339-346,1986.）

14) 丁宗鉄、山田陽城、大塚恭男：免疫複合体、補体系と和漢薬（和漢医薬学会誌 3, 207-210, 1986.）

15) Yamada, H., Cyong, JC., Otsuka, Y. : Purification and characterization of complement activating-acidic polysaccharide from the root of Lithospermum euchromum Royle.（Int. J. Immunopharmac. 8, 71-82, 1986.）

16) Yamada, H., Yanahira, Y., Kiyohara, H., Cyong, JC., Otsuka, Y. : Water-soluble glucaus from the seed of Coix lacrymajobivar. ma-yuen.（Phytochemistry 25, 129-132, 1986.）

17) Kiyohara, H., Yamada, H., Cyong, JC., Otsuka, Y. : Studies on polysaccharides from Angelica acutiloba Ⅴ. Molecular aggregation and anti-complementary activity of arabino-galactan from Angelica acutiloba.（J. Pharmacobio-Dyn. 9, 339-346, 1986.）

18) Yamada, H., Nagai, T., Cyong, JC., Otsuka, Y., Tomoda, M., : Shimizu, N., and Gonda, R.: Relationship between chemical structure and activating potencies of complement by an acidic polysaccharide, Plantago-Mucilage A, from the seed of Plantago asiatica.

Relationship between structure and activity of an anti-complementary arabinogalactan from the roots of Angelica acutiloba Kitagawa.（Carbohydrate Res. 193, 193-200, 1989.）

28) Yamada, H., Kiyohara, H., Cyong, JC., Takemoto, N., Komatsu, Y., Kawamura, H., Aburada, M. and Hosoya, E. : Fractionation and characterization of mitogenic and anti-complementary active fractions from kampo (Japanese Herbal) medicine "juzen-taiho-to".（Planta. Med. 56(4), 386-391, 1990.）

29) Yamada, H., Komiyama, K., Kiyohara,H., Cyong, JC. and Harakawa, Y. : Structural characterization and antitumor activity of a pectic polysaccharide from the roots of Angelica actiloba.（Planta Medica 56, 182-186, 1990.）

30) Gao, Q.-P., Kiyohara, H., Cyong, JC., and Yamada, H. : Chemical properties and anti-complememtary activities of heteroglycans from the leaves of panax ginseng.（Planta Med. 57, 132-136, 1991.）

31) Zhao, J.-F., Kiyohara, H., Matsumoto, T., Cyong, JC., and Yamada, H. : In vitro immunostimulating polysaccharide fractions from roots of glycyrrhiza uralensis fish. et DC.（Phytotherapy Res 5, 206-210, 1991.）

32) Yamada, H., Nagai, T., Cyong, JC., and Otsuka, Y. : Mode of complement activation by acidic heteroglycans from the leaves of Artemisia princeps PAMP.（Chem. Pharm. Bull. 39, 2077-2081, 1991.）

33) Yamada, H., Kiyohara, H., Takemoto, N., Zhao, JF., Kawamura, H., Komatsu, Y., Cyong, JC., Aburada, M. and Hosoya, E. : Mitogenic and complement activating activities of the herbal components of Juzen-Taiho-To. Planta. Med. 58(2), 166-170, 1992.

34) Matsumoto T.,Cyong JC. and Yamada H. : Stimulatory Effects Ingenols from Euphorbia Kansui on the Expression of Macrophage Fc Receptor. Planta Medica 58, 255-258, 1992.

35) Iijima, K., Tanaka, M.,Matumoto, T., Kawakubo, Y., Toriizuka, K. and Cyong, JC. : Effects of Kampo Medicine on the Cliarance of Immune Complexes from the Circulation of Predonisolone Treated Mice, J.Med. Pharm. Soc. WAKAN-YAKU, 10, 61-67,1993.

36) Iijima, K., Tanaka, M.,,Toriizuka, K. and Cyong, JC. : Effects of Kampo medicine on immune complexes binding to macrphages in vitoro blend effects of components of toki-shakuyakusan. J. Med. Pharm. Soc. WAKAN-YAKU, 10, 28-33,1993.

37) Matsumoto, T., Cyong, JC., Kiyohara, H., Matsui, H., Abe. A., Hirano, M., Danbara, H., and Yamada, H. : The pectic polysaccharid from Bupleurum falcatum L. enhances immune-complexes binding to pertioneal macrophages through Fc receptor expression. Int. J. Immunopharmac., 15, 683-693, 1993.

38) Iijima, K., Tanaka, M., Toriizuka, K. and Cyong JC. : Effects of Kampo medicines on the circulation immune complexes in mice. J. Ethnopharm. 41, 77-83, 1994

39) 飯島宏治、鳥居塚和生、田中盛久、丁宗鉄：免疫複合体除去能に対する当帰芍薬散の作用－数種の当帰,朮による比較検討－（日本東洋医学雑誌 44, 509-516, 1994.）

40) Kobayashi, T., Iijima, K., Mitamura, T., Toriizuka, K., Cyong JC. and Nagasawa, H. : Effects of lycopene, a cartotenoid, on intrathymic T cell differentiation and peripheral CD4/CD8 ratio in a high mammary tumor strain of SHN retired mice.（Anti-Cancer Drug 7, 195-198, 1996.）

41) Iijima, K., Toriizuka, K., Tanaka, M., Cyong, JC. and Terasawa K. : Effects of Toki-shakuyaku-san on the expression of Fc receptors and CR3 on macrophages in mice .（J. Trad. Med. 13, 132-142, 1996.）

42) Kobayasi, K., Yasuda, M., Iijima, K., Toriizuka, K., Cyong, JC. and Nagasawa, H. : Effect of Coffee Cherry on the Immune System in SHN Mice.（Anti-Cancer Res. 16, 1827-1830, 1996.）

43) Matsumoto, T., Tanaka, M., Yamada,

52) Jin.GB., Hong, Tie., Kitahara M., Sekine T. and Cyong, JC. : The effect of reserpine on HSP induction and tumor cytotoxicity by human activated T lymphocytes. (Biotherapy 14, 469-471, 2000.)
53) Song, QH., Kobayashi, T., Xiu, LM., Hong, T. and Cyong, JC. : Effects of Astragalus root and Hedysari root on the murine B and T cell differentration. (J. Ethnopharmac. 73, 111-119, 2000.)
54) Cyong, JC., Kim, SM., Iijima, K., Kobayashi, T. and Furuya, M. : Clinical and Pharmacological Studies on Liver Diseases Treated with Kampo Herbal Medicine. (Am. J. Chin. Med. 28, 351-361, 2000.)
55) Jin, GB., Hong, T., Cho, S., Kitahara, M., Sekine., T. and Cyong, JC. : Augmentation of tumor cytotoxicity and antitumor effect by Rauwolfie Radix. (Biotherapy 15(3), 347-350, 2001.)
56) Song, QH., Kobayashi, T., Hong, T. and Cyong, JC. : Effects of Inula Briatannica on the production of antibodies and cytokines, T cell differentiation in C57BL/6 mice immunized by ovalbumin. (Am. J. Chin. 30(2-3):297-305, 2002.)
57) Jin GB, Hong T, Inoue S, Urano T, Cho S, Otsu K, Kitahara M, Ouchi Y, Cyong JC.: Augmentation of immune cell activity against tumor cells by Rauwolfia radix. (J Ethnopharmacol. Aug;81(3):365-72, 2002.)
58) Suzuki, M., Jin, GB., Tomii, M., Oguchi, K. and Cyong, JC. : Induction of heat shock protein (hsp 70) in human lymphocytes by Kampo herbal medicine. (J. Trad. Med. 19(6):193-199, 2002.)
59)Suzuki M, Sasaki K, Yoshizaki F, Oguchi K, Fujisawa M, Cyong JC. : Anti-hepatitis C virus effect of citrus unshiu peel and its active ingredient nobiletin. (Am J Chin Med. 33(1):87-94, 2005.)

H., Cyong, JC. : Effect of licorice roots on carrageenan - induced decrease in immune complexes clearance in mice. (J. Ethnopharm. 53, 1-4, 1996.)
44) Cyong, JC. : New BRM from kampo-herbal medicine. (Jap. J. Pharmacol. 110(Suppl 1), 87-92,1997.)
45) Kobayasi, T., Yasuda, M., Iijima, K., Toriizuka, K., Cyong, JC. and Nagasawa, H. : Effect of Coffee Cherry on th Activation of Splenic Lymphocytes in Mice. (Anti-Cancer Res. 17, 913-916,1997.)
46) Kobayashi, T., Mitamura, T., Yamada, M., Iijima, K., Torizuka, k., Cyong, JC. and Nagasawa, H.: Effects of Sasa Helth, Extract of Bamboo Grass Leaves, on the Thimic Involution and Thymocyte Phenotypic Alterations in SHN Female Mice. (Bull. Fac. Agr. Meiji Univ.(115), 39-44, 1998.)
47) Kobayashi, T., Iijima, K., Song, QH., Torizuka, K., and Cyong JC. : Effect of essential Kampo Formulae on the differentiation of intrahymic T Lympocytes in auto immune mice. (J. Trad. Med. 15,89-96, 1998.)
48) Hong, T., Kobayashi, T., Song, QH., Hirar. K., Sekine, K. and Cyong JC. : Effects of Hochu-ekki-to on cytotoxicity and cell surface adhesion molecules of activated T lymphocytes. (J. Trad.Med. 16(2), 58-64, 1999.)
49) Iijima, K., Sun, S., Cyong, JC. and Jyonouchi, H. : Juzen-taiho-to, a Japanese herbal medicine, modulates type 1 and type 2 T cell responses in old BALB/c mice. (Am. J. Chin. Med. 27, 191-203, 1999.)
50) Song, QH., Itokazu, N., Cyong, JC. : Clinical use of Astragalus root and Hedysari root and these pharmacological studies: A review. (J. Trad. Med. 17(2), 101-107, 2000.)
51) Song, QH., Kobayashi, T., Hong, T. and Cyong, JC. : Inula Britannica modulates type 1 and type 2 T cell responses in BALAB/c mice. (J. Trad. Med. 17, 137-143, 2000.)

がんを治《なお》す「戦略的《せんりゃくてき》組《く》み合《あ》わせ療法《りょうほう》」

病院《びょういん》では教《おし》えてくれない、がんの新《あたら》しい治《なお》し方《かた》

著者	丁《てい》 宗鐵《むねてつ》
発行所	株式会社 二見書房 東京都千代田区三崎町2-18-11 電話 03（3515）2311 営業 03（3515）2313 編集 振替 00170-4-2639
構成	狩生聖子
デザイン・図版作成	ヤマシタツトム＆ヤマシタデザインルーム
本文イラスト	岡本有希子
DTP	リリーフ・システムズ
印刷	株式会社 堀内印刷所
製本	株式会社 関川製本所

落丁・乱丁本はお取り替えいたします。定価は、カバーに表示してあります。

ISBN978-4-576-10042-5
http://www.futami.co.jp/